Anaesthesiology and Resuscitation
Anaesthesiologie und Wiederbelebung
Anesthésiologie et Réanimation

12

Editores

Prof. Dr. R. Frey, Mainz · Dr. F. Kern, St. Gallen
Prof. Dr. O. Mayrhofer, Wien

P. Lundsgaard-Hansen

Sauerstoffversorgung und Säure-Basenhaushalt in tiefer Hypothermie

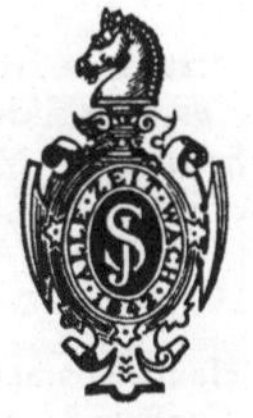

Springer-Verlag Berlin Heidelberg New York 1966

ISBN-13: 978-3-540-03452-0   e-ISBN-13: 978-3-642-48192-5
DOI: 10.1007/978-3-642-48192-5

Titel-Nr. 7482

"A large oxygen debt cannot be repaid to the patient, but only to his survivors."

FRANK GOLLAN

Vorwort

Es liegt mir daran, an dieser Stelle allen zu danken, ohne deren Hilfe die hier vorgelegte Arbeit nicht hätte entstehen können.

Der Schweizerische Nationalfonds zur Förderung der wissenschaftlichen Forschung schuf mit der Gewährung der Forschungskredite Nr. 2345 und 2832 die Voraussetzungen für die experimentelle Arbeit.

Prof. K. LENGGENHAGER, Direktor der Chirurgischen Universitätsklinik Bern, hat die Arbeit in großzügiger Weise unterstützt und mir bei ihrer Durchführung stets freie Hand gelassen. Für das Vertrauen, das er mir seit bald 15 Jahren auch in Augenblicken der Enttäuschungen und der Rückschläge entgegengebracht hat, bin ich ihm zutiefst verpflichtet.

Der wesentliche Teil der biochemischen Analysen wurde im medizinisch-chemischen Institut der Universität Bern ausgeführt, dessen Direktor, Prof. H. AEBI, unserer Arbeitsgruppe in der ersten Zeit das Gastrecht in seinen Laboratorien gewährte. PD Dr. R. RICHTERICH stand uns mit seiner großen Erfahrung mit enzymatischen Analysen zur Seite und half uns dadurch, manche Anfangsschwierigkeiten zu überwinden. Ihm verdanke ich auch zahlreiche anregende Diskussionen und wertvolle Literaturhinweise.

Dr. B. TSCHIRREN, Chefarzt der Anaesthesieabteilung der Berner Universitätskliniken, stellte uns seine Astrup-Apparatur zur Verfügung. Den Schwestern seiner Abteilung unter der Leitung von Sr. ANNI WEBER-ERISMANN verdanke ich ihre Mithilfe bei dem größeren Teil der pH-Bestimmungen.

Prof. T. SØNDERGAARD, Chefarzt der Thoraxchirurgischen Abteilung in Aarhus, und Prof. A. SENN, Chefarzt der Chirurgischen Abteilung des Anna Seiler-Hauses in Bern, verdanke ich nebst wertvollen operationstechnischen und klinischen Hinweisen die am Schluß der Arbeit zusammengefaßten Angaben über die Patienten, die im hypothermen Herzstillstand mit Membranstabilisierung nach BRETSCHNEIDER operiert wurden.

Frl. M. ETTER, Sekretärin der Klinik, dem Klinikabwart Herrn R. PFUND und den Operationsschwestern unter der Leitung von Sr. RUTH SUTTER verdanke ich ihre stete Hilfsbereitschaft.

Die Herren A. WIESMANN, E. MARTIN und C. V. DOBSON, Operationspfleger der Klinik, nahmen nebst ihrem übrigen Tagewerk die Durchführung von mehr als 70 extracorporellen Perfusionen auf sich. Sie haben während anderthalb Jahren viele Stunden ihrer Freizeit unserem Forschungsprogramm geopfert, das ohne ihre großzügige Hilfe undurchführbar gewesen wäre.

Meine medizinisch-technische Assistentinnen Frau I. IVANKOVIC-WEBER, Frau E. EHRENGRUBER-AUGUSTIN und Frl. C. SCHÜLGEN haben mit beispielhafter Einsatzbereitschaft und Präzision die große analytische Arbeit bestritten. Auch bei der Auswertung und Zusammenfassung der Ergebnisse machte sie ihr rasches Auffassungsvermögen und lebhaftes Interesse an der Arbeit zu Mitarbeiterinnen im besten Sinne des Wortes.

Zuletzt und vor allem gilt aber mein tiefempfundener Dank meiner Frau, die mir nicht nur bei der Abfassung des Manuskriptes unermüdlich geholfen hat, sondern auch während der vorangehenden Jahre mit liebevollem Verständnis und großer Geduld die vielen Entbehrungen auf sich nahm, die die Doppelarbeit eines Ehemannes in Klinik und Laboratorium unvermeidlicherweise mit sich bringt.

Bern, im April 1966

Inhaltsverzeichnis

Kapitel 1 Theoretische Grundlagen 1

  1.1   Begriff und Wirkungsmechanismus der Hypoxydose 1

  1.2   Das DPNH/DPN-System und das Lactat/Pyruvat-System als Maß für die Hypoxydose 3

  1.3   Sauerstoffverbrauch und Sauerstoffschuld als Maß für die Hypoxydose 8

  1.4   Kritik der Lactat/Pyruvat-Methode 9

  1.5   Metabolitkonzentrationen im Gewebe als Maß für die Hypoxydose   11

  1.6   Die Parameter des Säure-Basenhaushaltes in Hypothermie . . . 11

Kapitel 2 Sauerstoffversorgung und Säure-Basenhaushalt bei normothermer extracorporeller Perfusion 13

  2.1   Sauerstoffverbrauch 13

  2.2   Säure-Basenhaushalt 15

Kapitel 3 Sauerstoffversorgung und Säure-Basenhaushalt bei Oberflächenhypothermie 19

  3.1   Sauerstoffverbrauch 19

  3.2   Säure-Basenhaushalt 21

Kapitel 4 Sauerstoffversorgung und Säure-Basenhaushalt in Perfusionshypothermie 23

  4.1   Auskühlung und Wiedererwärmung 23

  4.2   Hypothermer Kreislaufstillstand 29

Kapitel 5 Läßt sich die Sauerstoffversorgung des tief unterkühlten Körpers verbessern? 35

Kapitel 6 Das Gehirn in tiefer Hypothermie 39

Kapitel 7 Das Herz in Hypothermie 47

Zusammenfassung 66

Summary 68

Literatur 70

Einleitung

Vor weniger als hundert Jahren hat Billroth gesagt, ein Chirurg, der die Naht einer Herzwunde versuche, solle sicherlich den Respekt der Kollegen verlieren. Bald darauf ist Rehn dieser kühne Eingriff erstmals gelungen. Vor einem Jahrzehnt hat Gollan die tiefe Hypothermie eingeführt und damit der Chirurgie des Herzens ein an Erfolgen wie an Enttäuschungen reiches Neuland erschlossen. Mit dieser heroischen Methode versetzt man heute den Kranken zu therapeutischen Zwecken in einen Zustand, der bis dahin dem Tod gleichzusetzen war. Fürwahr ein weiter Weg, den die moderne Chirurgie seit den Tagen ihres Begründers zurückgelegt hat!

Ziel der Unterkühlung ist es, den Stoffwechsel und damit den Sauerstoffbedarf zu drosseln. Auf diese Weise läßt sich eine länger dauernde Kreislaufunterbrechung durchführen. Als die eigenen Untersuchungen begonnen wurden, erfreute sich das Schlagwort des „zusätzlichen Sicherheitsfaktors" bei der Verwendung der Hypothermie als Ergänzung zur extracorporellen Perfusion großer Beliebtheit. Inzwischen ist die tiefe Hypothermie eines der in der heutigen Medizin nicht seltenen Beispiele dafür geworden, daß man nach anfänglicher Begeisterung aus Schaden klüger geworden ist. Die klinische Erfahrung hat gezeigt, daß auch bei den tolerierbaren Tiefsttemperaturen um $10°$ C der Sauerstoffbedarf des Körpers und besonders der lebenswichtigen Organe Gehirn und Herz die recht engen Grenzen des Verfahrens bestimmt.

Mit der hier vorgelegten Zusammenfassung des Schrifttums und der eigenen Ergebnisse hoffen wir, dem an der tiefen Hypothermie interessierten Kliniker bei der Erkennung dieser Grenzen behilflich sein zu können.

Kapitel 1

Theoretische Grundlagen

1.1. Begriff und Wirkungsmechanismus der Hypoxydose

Die lebende Zelle funktioniert nur dann normal, wenn genügend Sauerstoff angeliefert und verwertet wird. Die Zustände, bei denen die Zellatmung und mithin die Energiegewinnung gestört sind, hat STRUGHOLD [*350*] unter dem Begriff der Hypoxydose zusammengefaßt. Nach ihrer Entstehungsweise unterschied er:

1. Nicht-hypoxische Hypoxydose
   a) H. durch Substratmangel (z. B. hypoglykämisches Koma).
   b) H. durch Wirkstoffdefekt, auch dysenzymatische oder histotoxische Hypoxydose benannt (z. B. Beri-Beri, Cyanidvergiftung, eventuell auch die Narkose).

2. Hypoxische Hypoxydose oder H. durch Sauerstoffmangel.

Der Sauerstoffverbrauch reagiert je nach Art der Zellatmungsstörung verschieden: Bei der nicht-hypoxischen Hypoxydose nimmt er im gleichen Maße ab wie die Funktionsstörung zunimmt. So findet PIERCE für den O_2-Verbrauch des Gehirns unter steigenden Barbituratdosen eine exponentielle Dosis-Wirkungskurve [*296, 370*]. Bei unverändertem O_2-Bedarf (wie bei reversibler Cyanidvergiftung) muß die Zelle ihre anaerob nutzbaren Energiereserven — in erster Linie Glykogen — heranziehen. Zu ihrer Retablierung ist Sauerstoff erforderlich und die Zelle geht deshalb eine O_2-Schuld ein. Bei der Narkose scheint dagegen der Energiebedarf parallel der Sauerstoffaufnahme reduziert zu werden und es entsteht keine O_2-Schuld.

Anders bei der hypoxischen Hypoxydose: Der Sauerstoffverbrauch von Gesamtkörper und Gehirn sinkt hier erst beim Kollaps ab, der bei 4—5% O_2 in der eingeatmeten Luft auftritt [*283, 284*]. Dem Kollaps gehen aber deutliche Funktionsstörungen, insbesondere des Gehirns, voraus. Nach OPITZ und SCHNEIDER [*284*] besteht daher bei der hypoxischen Hypoxydose eine Dissoziation zwischen O_2-Verbrauch und Funktion, die sie auch als „hypoxisches Paradoxon" oder „Mangelwirkung ohne meßbare Not" bezeichnet haben.

Eine engere Beziehung besteht zwischen Zellfunktion und Sauerstoffpartialdruck pO_2. In vitro sinkt die O_2-Aufnahme isolierter Mitochondrien erst ab, wenn eine kritische Schwelle des Partialdruckes bei 5 mm Hg unterschritten wird [18, 133]. In vivo ist der venöse pO_2 ein befriedigendes Maß für den Gewebspartialdruck insbesondere in der „tödlichen Ecke" am venösen Capillarende. Nach Untersuchungen über den anaeroben Stoffwechsel des Herzens liegt dessen kritischer venöser pO_2 im gleichen Bereich von 5 bis 10 mm Hg [66, 69, 241, 333]. Für das Gehirn fanden OPITZ und SCHNEIDER [284] bei einem pO_2 unterhalb 19 mm Hg einen abnehmenden O_2-Verbrauch und bezeichneten diesen Druck daher als kritisch. Bereits bei einem pO_2 zwischen 28 und 19 mm Hg, d. h. innerhalb der sogenannten Umstellungszone, ist die Hirnfunktion jedoch gestört. Sie wird von einem erniedrigten pO_2 offenbar beeinträchtigt, bevor die ungenügende Sättigung der Atmungsfermente die Sauerstoffaufnahme drosselt. Dieser Befund lieferte ein wesentliches Argument für die von OPITZ und SCHNEIDER [284] formulierte „Hypoxiehypothese", nach der eine Hypoxie die Zellfunktion stört, bevor noch irgendwo und irgendwann eine Anoxie eingetreten ist. Physikalische Berechnungen der O_2-Diffusion in dem von KROGH entworfenen Modell des Capillarzylinders wiesen in die gleiche Richtung.

Betrachtet man die chemische Seite des Problems, so ist zu prüfen, ob es Reaktionen gibt, die bei sinkendem pO_2 in Gang kommen, bevor die Gewebsatmung — gemessen am Sauerstoffverbrauch — eingeschränkt wird. Seit PASTEUR stand die Milchsäurebildung im Vordergrund. BUMM [82] fand an der Dickdarmschleimhaut des Meerschweinchens in vitro mit 100% und 10% O_2 im umgebenden Medium den gleichen O_2-Verbrauch. Die Milchsäurebildung lief aber bereits bei 15% O_2 an und nahm bei 10% O_2 noch zu. Dieses als Bumm-Effekt bezeichnete Phänomen läßt sich auch an der Retina nachweisen [97, 234], nicht aber am Hirngewebe [98, 125]. WEIL-MALHERBE [372] hat in seiner Übersicht über Energiestoffwechsel und Funktion des Gehirngewebes dennoch angenommen, daß die Atmungskettenphosphorylierung auf eine Senkung des pO_2 empfindlicher reagiere als der Brutto-Sauerstoffverbrauch und die O_2-Aufnahme daher noch unbeeinflußt bleibe, während bereits Milchsäure gebildet würde.

1.2. Das DPNH/DPN-System und das Lactat/Pyruvat-System als Maß für die Hypoxydose

Die Atmungskette besteht aus einer Reihe von Redoxsystemen, deren Potentiale im normalen, stationären Zustand konstant sind. Hält die Sauerstoffversorgung der Zelle nicht mehr mit dem Bedarf Schritt — liegt also eine hypoxische Hypoxydose vor —, verschieben sich die Potentiale der Redoxkette zugunsten der reduzierten Komponenten [*191*]. Ist die Funktion der Atmungskette bei einer nicht-hypoxischen Hypoxydose (wie bei einer reversiblen Cyanidvergiftung) gestört, wird die Abweichung vom stationären Zustand ebenfalls eine Potentialänderung bewirken. Das letzte Glied der Atmungskette, das DPNH/DPN-System, steht mit dem Lactat/Pyruvat-System im Gleichgewicht, dessen Bestandteile aus der Zelle ins Blut diffundieren können. Daher sollte es möglich sein, mittels Blutanalysen von Lactat und Pyruvat die Funktion der Atmungskette zu beurteilen und so auch ein besseres Maß der Bilanz zwischen Angebot und Bedarf an Sauerstoff zu erhalten, als es die bloße Messung der Sauerstoffaufnahme zu geben vermag.

Die Formel für das durch die Lactatdehydrogenase katalysierte Gleichgewicht zwischen Lactat und Pyruvat — die auch der enzymatischen Analyse beider Substrate [*76, 184, 307*] zugrunde liegt — lautet:

$$\text{Pyruvat} + \text{DPNH} \overset{\text{LDH}}{\rightleftharpoons} \text{Lactat} + \text{DPN} \, . \tag{1}$$

Geht die Oxydation von DPNH über die Atmungskette zurück, setzt die Bildung von DPN durch das LDH-System ein. Das entstandene Lactat kumuliert, da es an keiner anderen Reaktion teilnimmt. Schreiben wir (1) in der Massenwirkungsform auf, erhalten wir:

$$(\text{Lactat}) = (\text{Pyruvat}) \times k \, \frac{(\text{DPNH})}{(\text{DPN})} \, , \tag{2}$$

$$\text{oder:} \quad \frac{(\text{Lactat})}{(\text{Pyruvat})} = k \, \frac{(\text{DPNH})}{(\text{DPN})} \, . \tag{3}$$

Nach der Gleichung (2) wäre das Lactat allein deshalb kein Maß für einen O_2-Mangel, weil seine Konzentration im Blut zunächst einmal von jener des Pyruvats abhängt. Die Konzentration der Brenztraubensäure ist aber infolge ihrer zentralen Stellung im Stoffwechsel vielen Einflüssen unterworfen, die mit einem O_2-Mangel nichts zu tun haben. Nach (3) bleibt der Lactat/Pyruvat-Quotient so lange unverändert, wie die Atmungskette normal funktioniert. Ein ansteigender Quotient zeigt umgekehrt eine Zunahme des Verhältnisses DPNH/DPN an. Außer dem L/P-Quotienten können wir als qualitative Meßgröße das Redoxpotential des LDH-Systems verwenden, das im Blut durch die folgende Formel gegeben ist [*161, 162, 174*]:

$$E_\mathrm{h} = -204{,}0 - 30{,}7 \times \log\,(\mathrm{L/P})\ \ \mathrm{mv.} \qquad (4)$$

Nimmt der L/P-Quotient zu, verschiebt sich das Redoxpotential nach der negativen Seite hin.

Nach HUCKABEE [*191—195*] lassen sich die Veränderungen im Lactat-Pyruvat-System auch quantitativ behandeln. Wie die jederzeit gültige Gleichung (2) veranschaulicht, wäre die Änderung der Lactatkonzentration von einem beliebigen Zeitpunkt t_0 zu einer späteren Zeit t_n allein mit der Änderung der Pyruvatkonzentration zu erklären, falls inzwischen keine Hypoxie — d. h. keine Änderung des Quotienten DPNH/DPN oder des L/P-Quotienten — eingetreten ist. Für diesen Fall haben wir:

$$(\mathrm{L_n - L_0}) = (\mathrm{P_n - P_0}) \times (\mathrm{L_0/P_0})\,. \qquad (5)$$

Die Differenz zwischen der aus der Gleichung (5) unter der Voraussetzung „keine Hypoxie" (L/P konstant) berechneten und der tatsächlich gefundenen Änderung der Lactatkonzentration ist das „excess lactate" XL:

$$\mathrm{XL} = (\mathrm{L_n - L_0}) - (\mathrm{P_n - P_0}) \times (\mathrm{L_0/P_0})\,. \qquad (6)$$

Wie man sieht, wird XL = Null sein, falls Gleichung (5) zutrifft. Das excess lactate stellt demnach jene Änderung des Gesamtlactats dar, die über die aufgrund einer bloßen Änderung der Pyruvatkonzentration zu erwartende hinausgeht und die damit auf einer Änderung im Verhältnis DPNH/DPN beruhen muß. Setzen wir voraus, daß zur Zeit t_0 eine Hypoxie nicht in Betracht fällt, können wir das XL aus zwei zeitlich getrennten Bestimmungen von Lactat und Pyruvat im Blut berechnen. Das Ergebnis wird in mM/l ausgedrückt.

Einige methodische Einzelheiten sind zu beachten:

a) Das entnommene Blut ist innert 30 sec in eisgekühlter Trichloressigsäure oder Perchlorsäure [*76, 184, 307*] zu denaturieren, da der beginnende Pyruvatabbau sonst falsche Werte ergibt [*79, 190, 191*].

b) Das Ausgangsverhältnis L/P spielt eine entscheidende Rolle. Frühere Untersuchungen am Menschen [*21, 80, 132*] ergaben „basale" Werte von 9,3 bis 13,2, die mit dem von COFFMAN u. GREGG [*95*] am narkotisierten, thorakotomierten Hund ermittelten Durchschnitt von 9,9 und eigenen Ergebnissen gut übereinstimmen. HUCKABEE [191] findet bei gesunden Versuchspersonen tiefere „basale" Werte um 7,0 vor einer einstündigen Ruheperiode, nach derselben im Mittel 4,24 ± 0,44. Je höher die Ausgangswerte sind, um so eher werden sie spätere Veränderungen überdecken können.

c) Die Lactat- und Pyruvatkonzentrationen im Blut sind regional verschieden [194]. Nur arterielles und gemischt-venöses Blut aus der rechten Herzhälfte ist daher für den Gesamtkörper repräsentativ.

Dank der unterschiedlichen Lactat- und Pyruvatkonzentration in verschiedenen Körperregionen können wir andererseits die regionale Verteilung einer Hypoxydose prüfen. Da sich Lactat und Pyruvat rasch und passiv durch die Zellmembran verschieben [190, 191, 196], gleicht sich der L/P-Quotient im venösen Blut z. B. aus Herz und Leber weitgehend dem Gewebsquotienten an [161, 162, 185]. Die Differenz des Quotienten oder des Redoxpotentials (ΔL/P oder ΔE_h) zwischen arterieller und venöser Seite ermöglicht uns daher, die Sauerstoffversorgung eines Organs oder einer Körperregion qualitativ zu beurteilen. Für die Bildung von excess lactate durch ein Organ oder eine Körperregion leitet HUCKABEE [194, 195] die nachstehende Formel ab:

$$XL_{v-a} = (L_v - L_a) - (P_v - P_a) \times (L_a/P_a) . \tag{7}$$

Für die Umwandlung von 1 mM Lactat in Pyruvat wird $\frac{1}{2}$ mM Sauerstoff = 11,2 ml benötigt. Da Veränderungen der Organdurchblutung ceteris paribus die a − v-Differenzen von XL und O_2 gleichsinnig beeinflussen, ist das Verhältnis der beiden Größen unabhängig vom flow. Rechnen wir das XL (mM/l) in O_2-Äquivalente um und multiplizieren wir die a − v O_2-Differenz in Vol.-% mit 10, können wir daher nach HUCKABEE den Anteil des anaeroben am gesamten Stoffwechsel als „anaerobic metabolic rate" oder AMR nach der Formel (8) berechnen [194, 195]:

$$\text{\textdegree/o AMR} = \frac{11,2 \times XL \times 100}{(a - v\,\text{Diff. } O_2) + (11,2 \times XL)} . \tag{8}$$

Nach Infusion verschiedener Zucker steigen Lactat und Pyruvat im Blut an [78, 294]. Nach HUCKABEE [191] nehmen beide Substrate nach Infusion 10%iger Glucose oder einer Pyruvatlösung proportional zu, d. h. der L/P-Quotient ändert sich nicht und es wird kein excess lactate gebildet. Praktisch ungleich wichtiger ist die Feststellung, daß auch der bekannte Lactatanstieg bei respiratorischer [*8, 52, 127*] oder metabolischer [*139, 140, 166*] Alkalose aus dem gleichen Grund zu keiner Bildung von excess lactate führt [*191*]. Er beruht demnach nicht auf einer Hypoxydose, sondern ist als Kompensationsvorgang aufzufassen, der sich ebenso schnell einzuspielen vermag wie das CO_2/HCO_3-System [*191*]. Weder die metabolische Acidose noch das Gesamtlactat sind daher ein unbedingt zuverlässiges Maß für eine allfällige Hypoxydose; denn nur mit Hilfe des L/P-Quotienten bzw. mit dem XL können wir gegebenenfalls eine hypoxydotische von einer bloß kompensatorischen Lactatbildung qualitativ oder quantitativ differenzieren.

Bei Muskelarbeit dagegen nehmen sowohl die Gesamtmilchsäure als auch der L/P-Quotient zu, es wird somit excess lactate gebildet. Die früher [*6, 198, 289*] festgestellte Diskrepanz zwischen Milchsäurebildung und spirometrisch bestimmter O_2-Schuld fällt nach HUCKABEE [*192*] innert einer Fehlergrenze von rund 5% dahin, wenn das Sauerstoffäquivalent des XL verwendet wird. KNUTTGEN [*218*] konnte diesen Befund allerdings nur teilweise bestätigen. Die regionalen Konzentrationsdifferenzen von Lactat und Pyruvat sind bei muskelphysiologischen Studien besonders bedeutsam [*293*].

Läßt man gesunde Versuchspersonen oder narkotisierte Hunde O_2-Mangelgemische einatmen, so stellt sich die erste Veränderung des L/P-Quotienten bzw. die Bildung von XL in guter Übereinstimmung mit höhenphysiologischen Untersuchungen (Übers. siehe [*157, 193*]) bei 10% O_2 in der Einatmungsluft ein, d. h. bei einer arteriellen O_2-Sättigung um 67% oder einem pO_2 um 30 mm Hg [*193*]. Bei O_2-Konzentrationen von 7 bis 8%, d. h. bei einer arteriellen Sättigung um 50%, sind die Veränderungen obligat. Die von REFSUM [*303*] bei einem arteriellen O_2-Gehalt unter 9 Vol.-% festgestellten Serumenzymveränderungen, die auf einen hypoxischen Leberzellschaden hinweisen, passen gut in dieses Bild. GREENE u. TALNER [*157*] fanden bei Patienten mit cyanotischen Herzfehlern den L/P-Quotienten bereits bei einem arteriellen pO_2 unterhalb 60 mm Hg umgekehrt proportional der O_2-Spannung. Das Sauerstoffäquivalent des XL stimmt nach HUCKABEE [*193*] auch bei der Hypoxämie wesentlich besser mit der spirometrisch gemessenen O_2-Schuld überein als jenes der Gesamtmilchsäure.

Mit den Abb. 1 u. 2, die Ergebnisse aus bisher unveröffentlichten eigenen Versuchen an narkotisierten, künstlich beatmeten Hunden wiedergeben, möchten wir die Veränderungen des Lactat/Pyruvat-Systems bei der Hypoxämie illustrieren.

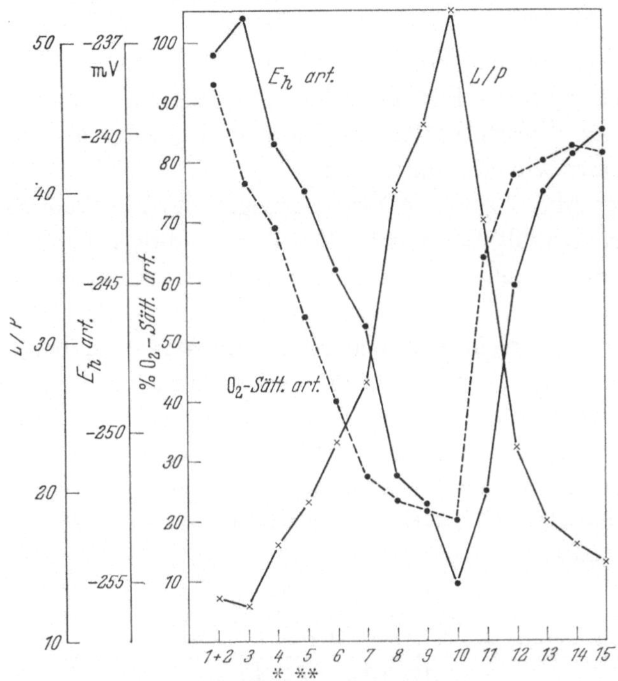

Abb. 1. Arterielle Blutveränderungen des Lactat/Pyruvat-Quotienten und des Redoxpotentials E_h im Lactat/Pyruvat-System bei progredienter arterieller Hypoxämie mit anschließender Zufuhr von Sauerstoff. Abszisse: Entnahmen 1+2 = Kontrollen im Abstand von 10 Minuten, 3—10 incl. Hypoxämie, 11—15 Erholung.
* = 0,05 > p > 0,025 und ** = 0,02 > p > 0,01 für die Differenz zu den Kontrollwerten

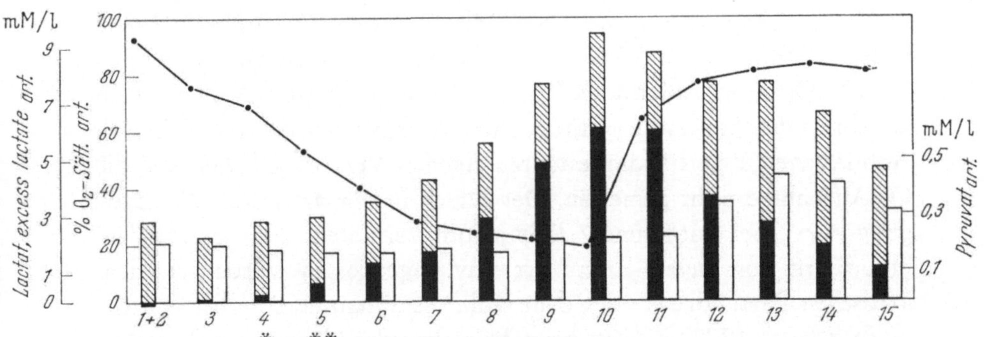

Abb. 2. Arterielle Konzentrationen von Lactat (schraffiert), excess lactate (schwarz) und Pyruvat (weiß) in mM/l in den gleichen Versuchen wie in der Abb. 1.
Statistische Sicherung identisch

Die O_2-Sättigungen wurden spektrophotometrisch [343] bestimmt und der pO_2 aus Sättigung und pH nach den Daten von Bartels u. Harms [20] berechnet. Auf der Abszisse sind die Entnahmen eingetragen. „1 + 2" bezeichnen die Mittelwerte aus 2 Kontrollentnahmen. Die folgenden Proben wurden in Abständen von 3 bis 4 min entnommen, nach der Entnahme Nr. 10 wurde erneut Sauerstoff zugeführt. Die Überlebensrate der Tiere und eventuelle funktionelle Schäden haben wir nicht untersucht.

Aus der Abb. 1 sind die Veränderungen des L/P-Quotienten und des Redoxpotentials E_h im arteriellen Blut ersichtlich. Die Abb. 2 gibt die Konzentrationen von Lactat, Pyruvat und excess lactate XL in mM/l wieder.

Die Abweichungen von den Kontrollwerten sind bei der Entnahme 4 schwach $(0,05 > P > 0,025)$, bei der Entnahme 5 gut $(0,02 > P > 0,01)$ gesichert. Die O_2-Sättigungen sind $69,2 \pm 4,7$ und $54,2 \pm 4,8\%$, die Sauerstoffpartialdrucke $43,5 \pm 2,3$ und $33,8 \pm 1,7$ mm Hg ($\pm$ mittlerer Fehler des Mittelwertes). Der aus Hämoglobingehalt $\times 1,34$ und Sättigung berechnete O_2-Gehalt war $13,6 \pm 0,8$ und $10,7 \pm 0,7$ Vol.-% (vgl. [302—304]).

1.3. Sauerstoffverbrauch und Sauerstoffschuld als Maß für die Hypoxydose

Die Veränderungen des L/P-Quotienten und des excess lactate bei der Hypoxämie, die wir als Maß für das Verhältnis DPNH/DPN betrachten können, werden besonders interessant, wenn wir auf die Dissoziation zwischen O_2-Verbrauch und Funktion bei der hypoxischen Hypoxydose zurückgreifen. Mit Opitz und Schneider [284] übereinstimmend, fand Huckabee [193] erst in einigen Versuchen mit 5% O_2 in der Einatmungsluft — d. h. im Kollapsstadium — einen abnehmenden Sauerstoffverbrauch des Gesamtkörpers. In den in den Abbildungen 1 und 2 dargestellten eigenen Versuchen haben wir die O_2-Aufnahme nicht gemessen. Der Knick in der arteriellen Entsättigungskurve bei Entnahme 7 läßt jedoch vermuten, daß der O_2-Verbrauch erst von diesem Zeitpunkt hinweg gedrosselt wurde, was dem kritischen Partialdruck oder dem Kollapsstadium entsprechen würde. Nach Refsum [302, 304] ist beim Menschen der kleinste arterielle O_2-Gehalt, der auch für kurze Zeit Bewußtsein und Leben noch gewährleistet, rund 6 Vol.-%. Unsere Mittelwerte bei Entnahme 7 stimmen damit gut überein: O_2-Gehalt 5,7 ± 0,4 Vol.-%, Sättigung 27,6 ± 2,7%, pO_2 22,5 ± 1,2 mm Hg. Mit Hilfe des Lactat/Pyruvat-Systems sind wir somit jedenfalls für den Gesamtkörper imstande, Wirkungen eines Sauerstoffmangels bei noch unverändertem Sauerstoffverbrauch (die „Mangelwirkung ohne meßbare Not" von OPITZ) zu erfassen und finden den Bumm-Effekt [82] und die Hypoxiehypothese von OPITZ u. SCHNEIDER [284] damit bestätigt.

Die direkte gasometrische Erfassung einer Sauerstoffschuld gelingt, wenn der zu prüfende Faktor diskontinuierlich variiert werden kann. Legen wir für den Normalzustand den O_2-Verbrauch fest und können wir ihn als zeitlich konstant betrachten, so gibt uns die überschüssige O_2-Aufnahme nach sprunghaft induzierter und abgebrochener Änderung der Versuchsbedingungen ein Maß für die Sauerstoffschuld. Für den Gesamtkörper können wir in bekannter Weise Muskelarbeit und Beatmung mit O_2-Mangelgemischen verwenden. GUYTON und CROWELL [100, 164] sind in ihren Untersuchungen über den hämorrhagischen Schock einen anderen Weg gegangen, indem sie den Sauerstoffverbrauch des Tieres unter Kontrollbedingungen und im Schock registrierten und das aus der Differenz sich ergebende Defizit mit einer sinnreichen elektronischen Apparatur über die Zeit integrierten. Das Verfahren setzt voraus, daß die geänderten Bedingungen den O_2-Bedarf nicht beeinflussen, da sonst die Differenz nicht ohne weiteres einem Defizit gleichzusetzen ist. Liegt nun aber eine kontinuierliche Variable vor, die wie die Temperaturvariation in Hypothermie zudem den O_2-Bedarf beeinflußt, so wird es sehr schwierig, aus Messungen des O_2-Verbrauches Rückschlüsse auf die Deckung des Bedarfes zu ziehen. Wir würden erwarten, in dieser Situation weiterzukommen, wenn wir die intracellulären Verschiebungen des DPNH/DPN-Quotienten mit Hilfe der Lactat- und Pyruvatkonzentrationen im Blut verfolgen. Die gegen die Methode möglichen Einwände sind dabei zu berücksichtigen; sie betreffen sowohl die qualitativen als auch die quantitativen Aspekte.

1.4. Kritik der Lactat/Pyruvat-Methode

Gegen eine uneingeschränkte Gültigkeit der Lactat/Pyruvat-Methode sprechen verschiedene Argumente und Befunde:

a) Bereits im Normalzustand existieren kleine Konzentrationsgradienten von Lactat und Pyruvat zwischen Blut und Gewebe [161,

162] bzw. zwischen Plasma und Erythrocyten [102, 190]. Diese Gradienten können sich bei akuter Hypoxie ändern [102]. Innerhalb der Zelle äquilibriert das L/P-System nur mit dem im Cytoplasma befindlichen DPNH/DPN-System direkt. Der funktionell wichtigere Teil des DPNH/DPN-Systems liegt aber intramitochondrial und äquilibriert mit dem im C-Raum gelegenen Anteil über ein besonderes Transportsystem für den Wasserstoff [56, 220, 231, 282]. Das L/P-System im Blut gibt daher nur über verschiedene Zwischenstufen Aufschluß über die Vorgänge in den Mitochondrien, dem Hauptsitz des oxydativen Stoffwechsels. Die weitgehende Angleichung des L/P-Quotienten im venösen Blut aus Herz und Leber an den Gewebsquotienten spricht für eine annähernd freie Penetration durch die Zellmembran. Nach den Hyperventilationsversuchen von CAIN [85] und eigenen Ergebnissen (s. Kap. 6) dürfte das Gehirn allerdings in dieser Hinsicht eine Ausnahme darstellen. Die Redoxpotentiale des DPNH/DPN- und des L/P-Systems im Herzmuskel verändern sich im Verlaufe einer progredienten Hypoxie parallel [215, 229, 231, 274], was für einen permanenten Gleichgewichtszustand sprechen würde.

b) Am Wasserstofftransport nimmt nicht nur das L/P-System teil, sondern auch andere Redoxsysteme, insbesondere das alpha-Glycerophosphat/Dihydroxyacetonphosphat-System (α-GP/DAP) [231, 274]. Nach NÄGLE [274] macht das Lactat rund 75% der glykolytischen Stoffwechselprodukte aus, die sich während einer Hypoxie des Herzmuskels im Gewebe anstauen. Der Quotient Lactat/α-GP fiel in seinen Versuchen von 9,95 auf 7,31 nach 20minutiger Ischämie. PETERSON [295] findet im Skeletmuskel von Affen einen aeroben Lactat/α-GP-Quotienten von 22,3 und bei Hypoxie (5% O_2 in Stickstoff) 16,8. Da ferner der Verteilungsraum von Lactat weit größer ist als jener des α-GP/DAP-Systems [274, 295], betrachtet sie die Lactatabgabe nach wie vor als gültiges Maß für den Sauerstoffmangel.

c) Nach KEUL [209—211] ist an eine Interferenz sauerstoffunabhängiger Veränderungen der Enzymkinetik zu denken. Bekannt sind Einwirkungen auf das L/P-System durch pH-Verschiebungen [358], Insulin [186], Catecholamine [156, 305, 374] und Äthylalkohol [282].

Wir sind somit weit davon entfernt, die Vorgänge lückenlos zu durchschauen. Wie weit die Gültigkeit der Methode dadurch geschmälert wird, läßt sich derzeit nicht endgültig beurteilen. Wir möchten sie vorderhand als brauchbar betrachten, weil sie nach derzeitigem Wissen zwei für unser Problem wesentliche Vorteile bietet: sie hilft uns in Situationen weiter, in denen der Sauerstoffverbrauch den Bedarf nicht zu beurteilen erlaubt, und sie ermöglicht uns mit befriedigender Annäherung, eine hypoxydotische von einer bloß kompensatorischen Lactatbildung zu unterscheiden.

1.5. Metabolitkonzentrationen im Gewebe als Maß für die Hypoxydose

Bei normaler Funktion des oxydativen Zellstoffwechsels sind die Gewebsgehalte von Glykogen und den energiereichen Phosphaten stationär. Da der anaerobe Stoffwechsel den stationären Zustand nicht aufrechterhalten kann [68, 197, 223], werden sich die mit geeigneten Methoden exakt meßbaren Metabolitgehalte im Gewebe ändern, wenn die Funktion der Atmungskette gestört wird. Diese Technik liefert an einzelnen Organen differenziertere Ergebnisse als die Lactat/Pyruvat-Methode. Ausgedehnte Untersuchungen liegen insbesondere über den Herzstoffwechsel vor, die wir in Kapitel 7 darstellen und mit den eigenen Ergebnissen vergleichen werden. Nachteilig ist die notwendige Entnahme einer Gewebsprobe zu 300 bis 500 mg vor allem bei wiederholten Biopsien, die Läsionen z. B. des Herzmuskels erzeugen, wie sie unter klinischen Verhältnissen nicht vorliegen. Es läßt sich schwer prüfen, wie sich allfällige Änderungen im Verhalten des Gesamtkörpers auf verschiedene Regionen verteilen. Bei den eigenen Untersuchungen beschränkten wir uns daher auf Bestimmungen von Lactat, Pyruvat und Sauerstoff im Blut (Methoden s. [252—255]).

1.6. Die Parameter des Säure-Basenhaushaltes in Hypothermie

Wir verwendeten die Methode von ASTRUP und SIGGAARD-ANDERSEN [10, 12, 200, 336—339, 341, 342], deren theoretische Begründung und praktische Handhabung wir als bekannt voraussetzen möchten. Zur Beurteilung des Säure-Basenhaushaltes benötigen wir pH, pCO_2 und den Base-Überschuß bzw. das Base-Defizit. Nur die letztgenannte Größe ist temperaturunabhängig, da sie als titrierbare Base bei 38° C, pH 7,40 und pCO_2 40 mm Hg definiert ist. Wie allgemein üblich, haben auch wir bei 38° C gemessen und mußten daher die Ergebnisse für pH und pCO_2 auf die Entnahmetemperatur des Blutes korrigieren.

Für das pH fand Rosenthal [309] experimentell folgende Korrekturfaktoren für Plasma und Vollblut:

$$\Delta pH_{Plasma} = -0,0118 \times \Delta T$$
$$\Delta pH_{Blut} = -0,0147 \times \Delta T$$

Mit sinkender Temperatur steigt das pH somit an. Graig [154] und Gleichmann [143] ermittelten Werte zwischen $-0,0103$ und $-0,0193$, Siggaard-Andersen und Egsbaek [340] bei hibernierenden Fledermäusen $-0,0138$. Nach Rosenthal [309] ist der Korrekturfaktor für Plasma wie für Vollblut unabhängig von Temperatur und pH, in einem weiten Bereich außerdem von der Hämoglobinkonzentration. Nach Siggaard-Andersen [339] ist jedoch theoretisch eine Abhängigkeit von Hämoglobinkonzentration und pCO_2 zu erwarten. Wir haben in unseren Untersuchungen Rosenthals Faktor von $-0,0147$ verwendet und ihn als konstant betrachtet.

Die Temperaturvariation des pCO_2 im Plasma läßt sich nach Siggaard-Andersen [339] aufgrund von Rosenthals Temperaturkoeffizient für pH errechnen und beträgt:

$$\Delta \log pCO_2 = +0,018 \times \Delta T \,.$$

Unter sonst konstanten Bedingungen nimmt der pCO_2 demnach mit fallender Temperatur ab. Für Vollblut ergibt sich nach Siggaard-Andersen [339] theoretisch ein Korrekturfaktor von $+0,021$, experimentell fand er $+0,018$. Auch hier wäre eine Abhängigkeit von pCO_2 und Hämoglobinkonzentration anzunehmen. Bradley und Severinghaus [57, 332] prüften experimentell die Temperaturwirkung auf pCO_2 und pO_2 des Blutes in vitro. Empirisch fanden sie für pCO_2 folgenden Ausdruck:

$$\frac{p_{Körper}}{p_{Messung}} = 10^{f(k-m)}$$

in dem $k = Temp._{Körper}$ und $m = Temp._{Messung}$ darstellen. Unterschiede des pH und der Temperatur bewirken kleinere Variationen des Faktors f; für pH $7,0-7,4$ und $20°-34°$ gilt $f = +0,020$. Bei Unterkühlung und Messung bei $38°$ C ist $k < m$, der Logarithmus zu $10 = f(k-m)$ wird daher negativ.

Da $10^{-x} = \frac{1}{10^x}$, haben wir:

$$\frac{p_{Körper}}{p_{Messung}} = \frac{1}{10^{f(m-k)}} \,, \quad \text{oder:}$$
$$p_{Körper} = \frac{p_{Messung}}{10^{f(m-k)}} \,.$$

Für unsere Untersuchungen verwendeten wir mit BRADLEY und SEVERINGHAUS [57, 332] den Wert von +0,020 gemäß dem oben abgeleiteten Ausdruck und haben auch diesen Faktor als konstant angenommen.

Kapitel 2

Sauerstoffversorgung und Säure-Basenhaushalt bei normothermer extracorporeller Perfusion

2.1. Sauerstoffverbrauch

Eine erfolgreiche extracorporelle Perfusion setzt in erster Linie eine ausreichende Sauerstoffzufuhr voraus. Für die Berechnung des optimalen Perfusionsvolumens haben verschiedene Autoren die altersbedingten Unterschiede des Grundumsatzes, die als annehmbar betrachtete venöse Entsättigung und die Sauerstofftransportkapazität des Blutes herangezogen (Übersicht bei GALLETTI u. BRECHER [134]). Die Leistungsfähigkeit der heute gebräuchlichen Herz-Lungen-Maschinen reicht zumeist aus, um die Empfehlung von KIRKLIN [214] zu befolgen, nach der das Perfusionsvolumen 100 ml/kg oder 2,2 l/m² in der Minute betragen sollte. Für experimentelle Studien am Hund empfehlen GALLETTI u. BRECHER [134] das gleiche Perfusionsvolumen, das auch wir verwendet haben.

Die heute vielfach übliche Verdünnung des Maschinenblutes („priming blood") mit Glucose oder Plasmaersatzmittel kann gegebenenfalls einen ungenügenden O_2-Transport bewirken. Wie die klinische Erfahrung zeigt, kann mit einer leistungsfähigen Herz-Lungen-Maschine ein Drittel des Füllvolumens aus Ersatzflüssigkeit bestehen, ohne daß die Nachlieferung von Sauerstoff gefährdet würde. Muß aber bei einem plötzlichen starken Blutverlust das Füllvolumen des Systems durch Ersatzflüssigkeit konstant gehalten werden, so kann die zusätzliche Blutverdünnung kritisch werden. Die zweite noch heute aktuelle Gefahr ist ein zu kleines Perfusionsvolumen, das meistens aus operationstechnischen Schwierigkeiten mit der Kanülierung resultiert.

Da der Sauerstoffbedarf eines perfundierten Körpers mit seinem Grundumsatz gleichzusetzen und somit als weitgehend konstant zu betrachten ist, wäre a priori zu erwarten, daß ein suboptimales Perfusionsvolumen durch eine Zunahme der a-v Sauerstoffextraktion kompensiert würde. Dieser Ausgleichsmechanismus vermag den O_2-Bedarf des Körpers aber nur innerhalb gewisser Grenzen sicherzustellen.

PANETH [290] untersuchte die Beziehungen zwischen Perfusionsvolumen und O_2-Verbrauch, der bei einem flow von mehr als 40 ml pro kg/min ein Plateau erreichte. Zu gleichen Ergebnissen gelangte BEER [24], der den O_2-Verbrauch bei einem flow von mehr als 35% des basalen Herzminutenvolumens konstant fand. Diesen Befunden gegenüber stehen Berichte [7, 88, 92, 348] über einen annähernd linearen Anstieg des O_2-Verbrauches von 50% der Kontrollwerte bei einem flow von rund 30 ml/kg/min (0,6 l/m²/min) bis auf 85—100% bei 100 ml/kg/min (2,2 l/m²/min). Die Verhältnisse lassen sich auch mittels polarographischer Messung der Sauerstoffspannung (pO_2) prüfen. CLOWES [90] fand bei einem flow von mehr als 35 ml/kg/min den pO_2 im Liquor cerebrospinalis gleich oder höher wie bei normaler Beatmung mit Raumluft und proportional dem arteriellen pO_2. Bei einem flow von weniger als 35 ml/kg/min oder einem Blutdruck unter 50 mm Hg (50) sank der pO_2 im Liquor auf weniger als 20 mm Hg ab, was einer kritischen Einschränkung der O_2-Zufuhr zum Gehirn entsprechen dürfte. SCHWARTZ [326] stellte in ähnlichen Versuchen eine kritische Grenze des Perfusionsvolumens bei 40 ml/kg/min fest.

Wie beim hypovolämischen Schock ist der Körper auch bei der extracorporellen Perfusion mit zu kleinem flow bestrebt, durch die „Kreislaufzentralisation" [117] den O_2-Bedarf lebenswichtiger Organe zu sichern. Aus der Übersicht von GALLETTI u. BRECHER [134] geht eine „protective redistribution of flow" hervor. Für Perfusionsvolumina von 2,4 bzw. 1,1 l/m²/min geben sie die nachstehenden Werte für den relativen Anteil am flow und an der Sauerstoffaufnahme an:

	Perfusionsvolumen	
Relativer flow-Anteil	*2,4 l/m²/min*	*1,1 l/m²/min*
Gehirn	16%	25%
Herz	7%	10%
Niere	15%	10%
Splanchnicusgebiet	29%	25%
Haut, Muskel, Bindegewebe	33%	30%
Relative O_2-Aufnahme		
Gehirn	24%	28%
Herz	15%	13%
Niere	11%	8%
Splanchnicusgebiet	20%	22%
Haut, Muskel, Bindegewebe	30%	29%

Die gleichen Autoren weisen auf die vielen Faktoren hin, die die Interpretation von Messungen des O_2-Verbrauches während einer extracorporellen Perfusion erschweren: Anaesthesie, Operationstrauma, Verabreichung verschiedener Pharmaka und Temperaturschwankungen. Eine allfällige Sauerstoffschuld nach extracorporeller Perfusion läßt sich daher kaum gasometrisch erfassen. Für die Annahme, daß der Sauerstoffverbrauch des in Normothermie perfundierten Körpers kleiner wäre als in Narkose, d. h. geringer als der Grundumsatz [63], liegen bisher keine experimentellen Belege vor. Erreicht die Sauerstoffaufnahme den Grundumsatz nicht, ist daher eine Hypoxydose zu vermuten [134]. Die Veränderungen des Säure-Basen-Status bestätigen diese Vermutung.

2.2. Säure-Basenhaushalt

Mit der Lactat/Pyruvat-Methode läßt sich zeigen, daß sowohl nicht hypoxische als auch hypoxische Ursachen einer metabolischen Acidose während einer normothermen extracorporellen Perfusion möglich sind. In der Abb. 3 sind die Mittelwerte für pH und pCO_2

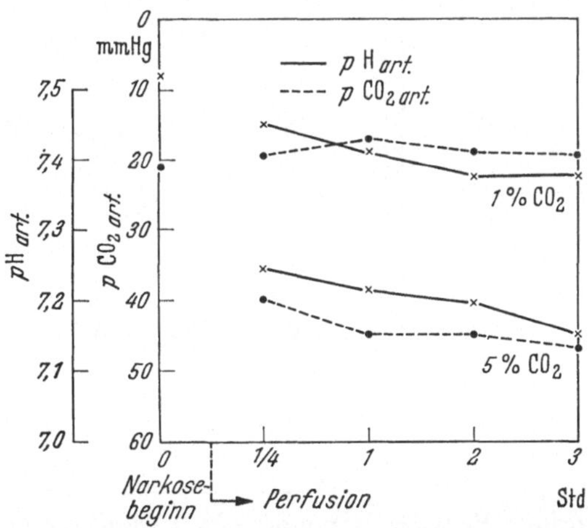

Abb. 3. Arterielle Blutwerte von pH und pCO_2 kurz nach Narkosebeginn und im Verlaufe einer 3stündigen normothermen Perfusion mit einem flow von 100 ml/kg pro min. Mittelwerte aus 12 Hundeversuchen, je 6 mit 1% und 5% CO_2 im Oxygenator

aus 12 Kontrollversuchen mit einer normothermen Perfusion von 100 ml/kg/min am Hund dargestellt. Rund 20 min nach der Intubation („0") liegt eine respiratorische Alkalose vor.

Die Perfusion führten wir bei totalem by-pass von Herz und Lunge durch. Der Blutdruck war durchwegs 80 bis 100 mm Hg, die arterielle O_2-Sättigung nie unter 98%. Die Temperatur des gemischt-venösen Blutes im Oxygenator war $34,3 \pm 1,8^\circ$ C. Die Blutentnahmen während der Perfusion machten wir nach 1/4, 1, 2 und 3 Std.

In je 6 Versuchen wurde der Oxygenator mit 99% O_2 + 1% CO_2 bzw. 95% O_2 + 5% CO_2 belüftet. Mit der kleineren CO_2-Konzentration bleibt das pH bei fortbestehender Hyperventilation bis ans Ende der Perfusion im Normbereich. Mit 5% CO_2 wird der pCO_2 annähernd normalisiert, es resultiert eine dekompensierte metabolische Acidose. Wir haben damit bereits bei Perfusionsbeginn jene Situation, die in der Klinik entsteht, wenn der pCO_2 am Ende des Eingriffes durch die erneut einsetzende Spontanatmung zum Normbereich zurückkehrt [*110, 145*].

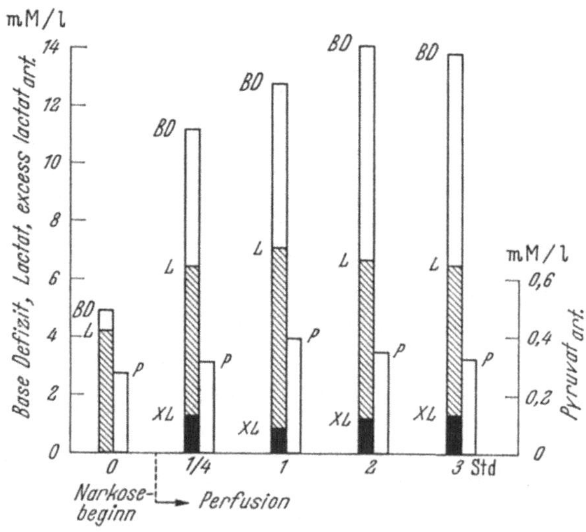

Abb. 4. Verhalten von Base-Defizit, Lactat, excess lactate und Pyruvat im arteriellen Blut in den gleichen Versuchen wie in der Abb. 3. Mittelwerte aus allen 12 Versuchen, keine gesicherten Unterschiede zwischen den beiden CO_2-Konzentrationen

Die Abb. 4 stellt die Mittelwerte von arteriellem Base-Defizit (metabolischer Komponente), Lactat, excess lactate und Pyruvat dar. Kurz nach Beginn der Narkose („0") findet sich bereits ein erhebliches Base-Defizit. Wie das pH zeigt, wird die Hyperventilation dadurch nur teilweise kompensiert. Bei Perfusionsbeginn beträgt das Base-

Defizit rund 11 mM/l. Die Perfusion an sich verursacht nur eine bescheidene Zunahme des Base-Defizits, in Übereinstimmung mit den Befunden anderer Autoren [*93, 159, 213, 260, 268, 287, 299, 348, 390*].

Ein Sauerstoffmangel spielt bei einer Perfusion mit hohem flow kaum eine Rolle. Das excess lactate liegt um 1 mM/l und ändert sich im Verlaufe der 3stündigen Perfusion nicht signifikant. BALLINGER [*15*] findet bei einem Lactatspiegel von 2,5—3,0 mM/l XL-Werte von 0,2—0,8 mM/l. Die Veränderungen im Säure-Basenhaushalt sind hier offenbar vor allem dem variablen pCO_2, d. h. der Beatmung, zuzuschreiben [*104, 105, 260, 287, 390*], soweit sie nicht mit der Beimischung des Maschinenblutes (vgl. Abb. 5) zu erklären sind. Kaum aufrechterhalten läßt sich demnach die Ansicht von LITWIN [*239*], eine respiratorische Alkalose während der extracorporellen Perfusion

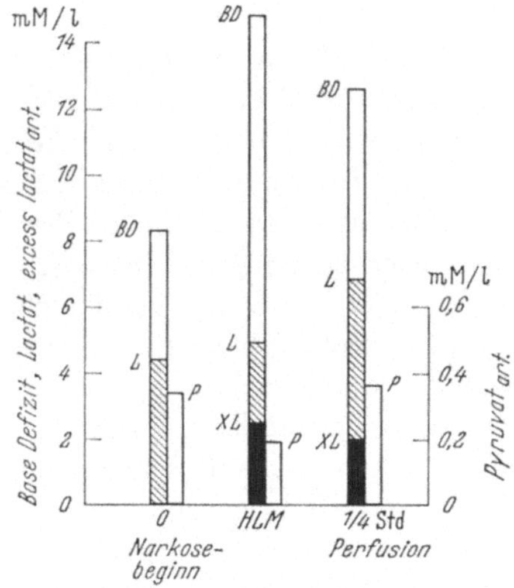

Abb. 5. Verhalten von Base-Defizit, Lactat, excess lactate und Pyruvat im arteriellen Blut kurz nach Narkosebeginn (links) und ¼ Std nach Beginn der normothermen Perfusion (rechts). In der Mitte Blutwerte aus der Herz-Lungen-Maschine gerade vor Perfusionsbeginn. Mittelwerte aus 48 Versuchen, in denen anschließend eine tiefe Hypothermie durchgeführt wurde

sei einer hypoxischen Acidose gleichzusetzen. Die Lactatbildung hat in seinen Versuchen offensichtlich eine doppelte Ursache gehabt: eine Hyperventilation vor Perfusionsbeginn (nicht-hypoxisch) und eine Perfusion mit kleinem flow (hypoxisch).

Auch die von uns wie von BALLINGER [15] gefundenen kleinen XL-Werte sind kaum als Zeichen eines allgemeinen, ventilations- oder perfusionsbedingten Sauerstoffmangels zu deuten. Die bloße Okklusion einer Femoralarterie durch die arterielle Kanüle genügt, um einen excess lactate-Spiegel in der begleitenden Vene von rund 1,5 mM/l zu erzeugen [194]. Hinzu kommt die Beimischung des Maschinenblutes, die auch für den sprunghaften Anstieg des Base-Defizits bei Perfusionsbeginn verantwortlich ist.

Die Abb. 5 stellt die Mittelwerte aus den später durchgeführten 48 Hypothermieversuchen für Base-Defizit, Lactat, excess lactate und Pyruvat dar. Die Entnahmen machten wir kurz nach der Intubation, aus der Herz-Lungen-Maschine gerade vor dem Anfang und aus der A. femoralis $^1/_4$ Std nach Beginn der Perfusion. Der auch von anderen Autoren [23, 25, 264] ermittelte höhere Lactatwert und die deutlich tiefere Konzentration des Pyruvat im Maschinenblut täuscht eine Bildung von durchschnittlich 2,5 mM/l excess lactate vor, wenn wir sie zu den Ausgangswerten unter „0" in Beziehung setzen. Durch das Blut des perfundierten Körpers wird das XL wie auch das Base-Defizit gewissermaßen verdünnt, nachdem die Perfusion begonnen hat.

Zusammenfassend werden die Änderungen im Säure-Basenhaushalt bei einer normothermen extracorporellen Perfusion mit hohem flow (um 100 ml/kg oder 2,2 l/m²/min) im wesentlichen durch die Variation des pCO_2, d. h. durch die Ventilation, und durch das Maschinenblut („priming blood") erzeugt. Die metabolische Acidose ist ganz überwiegend nicht-hypoxisch oder kompensatorisch. Eine geringe Menge von excess lactate kann durch die Blockierung einer Femoralarterie durch die arterielle Perfusionskanüle entstehen, sie kann auch teilweise durch das Maschinenblut vorgetäuscht werden.

In der Frühzeit der extracorporellen Perfusion war dagegen die hypoxische metabolische Acidose bei ungenügendem Perfusionsvolumen oder schlechter Aufsättigung des Blutes im Oxygenator ein Problem ersten Ranges. Bei kleinem flow war ihr Ausmaß proportional der Perfusionsdauer [107, 108] oder umgekehrt proportional dem Perfusionsvolumen [109]. PANETH [290] untersuchte die Beziehungen zwischen Sauerstoffverbrauch und Bicarbonat-Defizit und fand eine umgekehrte Korrelation beider Größen bei zunehmendem Perfusionsvolumen mit einem Plateau oberhalb 50 ml/kg/min (1,2 l/m²/min). PONTIUS [299] fand bei einer arteriellen O_2-Sättigung über 80% eine geringgradige, bei kleineren Sättigungswerten eine rund dreimal stärkere metabolische Acidose. MENDELSOHN [264, 265] ermittelte eine umgekehrte Korrelation zwischen arteriellem Blutdruck und Anhäufung fixer Säuren. Den wesentlichsten Beitrag liefert die Milchsäure [239], nach BALLINGER [15] bis zu 70%. Das Gesamtlactat verhielt sich umgekehrt proportional dem Perfusionsvolumen und dem O_2-Gehalt des gemischt-venösen Blutes [239, 290]. Bei ungenügender Durchströmung des Körpers (wie bei akzidentellem Kammerflimmern gerade vor Anschluß des Patienten an die Herz-Lungen-Maschine oder technischen Fehlern am Anfang der Perfusion) nahm das excess lactate in den Untersuchungen von BALLINGER [15] rasch zu und kehrte zur Norm zurück, sobald das Perfusionsdefizit behoben wurde. Aus diesen Befunden ist zu folgern, daß eine extracorporale Perfusion mit kleinem flow eine Hypoxydose erzeugt. Die metabolische Acidose und die Lactatanhäufung sind unter diesen Umständen hypoxisch bedingt.

Kapitel 3

Sauerstoffversorgung und Säure-Basenhaushalt bei Oberflächenhypothermie

3.1. Sauerstoffverbrauch

Die Hypothermie durch äußere Kühlung des Körpers geht in der heute klinisch verwendeten Form auf BIGELOW [39] zurück. Theoretischen Überlegungen zufolge müßte der O_2-Bedarf des Körpers für jede 10° C Temperatursenkung um die Hälfte abnehmen. Diese Beziehung zwischen Temperatur und Sauerstoffverbrauch ist für den Gesamtkörper nur dann zu erkennen, wenn die Kältegegenregulation und insbesondere das Muskelzittern ausgeschaltet werden. Unter geeigneter Narkose mit Muskelrelaxantien nimmt der O_2-Verbrauch mit fallender Temperatur nach früheren Berichten [39, 257, 312] linear, nach neueren Untersuchungen [59, 353] exponentiell ab. Bereits während der Auskühlung sind aber zusätzliche, offenbar durch den komplizierten Mechanismus der Kältegegenregulation verursachte Faktoren wirksam [353], die bei vollständiger Muskelerschlaffung mit der gleichzeitig verabreichten Barbituratmenge beeinflußbar sind: je tiefer die Narkose, desto kleiner ist der Sauerstoffverbrauch [60].

Während der Wiedererwärmung sind die Verhältnisse komplexer. Der Sauerstoffverbrauch in der Erwärmungsphase verhält sich im allgemeinen jenem während der Auskühlung *nicht* spiegelbildlich [353], wie es seinerzeit BIGELOW [39] gefunden und als Beleg für eine fehlende O_2-Schuld gedeutet hat. Die Temperatur des umgebenden Mediums ist offenbar von Bedeutung. POPOVIC [300] fand am unnarkotisierten Tier den Sauerstoffverbrauch in der Erwärmungsphase um so niedriger, je höher die Umgebungstemperatur war. Nach Auskühlung narkotisierter Hunde von 35° auf 22° C stellte BRENDEL [58] bei Erwärmung in heißem Wasser oder mittels strahlender Wärme ein spiegelbildliches Verhalten des Sauerstoffverbrauches fest, fand aber bei Wiedererwärmung in einer Lufttemperatur von 22° C einen auf das doppelte gesteigerten Sauerstoffverbrauch. Da die Narkose während der Wiedererwärmung meist oberflächlicher als bei der Kühlung gehalten wird, kann die von dieser Seite her zu erwartende Zunahme des O_2-Verbrauches je nach der verwendeten Wärmemethode verstärkt oder abgeschwächt werden. Auch ein spät in der Erwärmungsphase überhöhter Sauerstoffverbrauch [49, 243] ermöglicht daher keine sichere Beurteilung einer allfälligen Sauerstoffschuld. Hinzu kommen die in Kapitel 1 diskutierten generellen Schwierigkeiten, die eine kontinuierliche Variable verursacht.

Das Herzminutenvolumen nimmt bei Oberflächenkühlung und unterdrückter Gegenregulation ebenfalls mit der Körpertemperatur exponentiell ab [59, 60, 81, 171, 353], d. h. proportional dem Sauerstoffverbrauch. Die arterio-venöse Sauerstoffdifferenz bleibt daher bis zu 20—15° C hinunter weitgehend konstant (um 4—5 Vol.-%). Die Folgerung ist, daß der Kreislauf auch in diesem Temperaturbereich seine nutritive Aufgabe zu erfüllen vermag [353]. Während der Wiedererwärmung dagegen vermißt man häufig die Korrelation zwischen O_2-Verbrauch und Minutenvolumen. Wenn das vom relativ kalten Herzen geförderte Minutenvolumen mit dem wieder ansteigenden Sauerstoffkonsum der wärmeren Peripherie nicht Schritt zu halten vermag [147], muß die a-v O_2-Differenz zunehmen. Es wurden Werte von 7 Vol.-% nach Kühlung bis auf 30° oder im Extremfall 19 Vol.-% nach Minimaltemperaturen um 20° C mitgeteilt [58, 351]. Klinisch kann eine eigentliche „Wiedererwärmungskrise" oder ein „rewarming shock" [48, 392] resultieren. Diese temperaturbedingte Koordinationsstörung der verschiedenen Körperfunktionen [353] läßt auch die Sauerstoffextraktion zur Erfassung einer eventuellen O_2-Schuld als zweideutig erscheinen.

3.2. Säure-Basenhaushalt

Bei der Oberflächenhypothermie in Narkose ist die nicht assistierte Atmung die empfindlichste Körperfunktion. Mit einer reinen Barbituratnarkose macht sich eine Atemdepression zumeist wenig unter $30°$ C bemerkbar, mit Äther erst später. Nach THAUER u. BRENDEL [353] tritt der Atemstillstand denn auch je nach Art der Narkose zwischen $27°$ und $5°$ C ein. Ihm voraus geht nach Untersuchungen aus der Frühzeit der Unterkühlung [131, 160, 286] eine zunehmende respiratorische Acidose. In der Klinik wie auch bei späteren experimentellen Studien wird die Oberflächenhypothermie daher unter assistierter Ventilation durchgeführt [48, 367, 392]. Damit stellt sich die Frage nach der „normalen" bzw. optimalen Ventilation während der Auskühlung. Nach SEVERINGHAUS [332] ändert eine Temperatursenkung jede Größe, die in Normothermie den Gasaustausch charakterisiert. Für den Sauerstoff haben wir den reduzierten Verbrauch, die zunehmende physikalische Löslichkeit und die verschobene Dissoziationskurve des Oxyhämoglobins zu berücksichtigen, für die Kohlensäure eine abnehmende Bildung und eine zunehmende Löslichkeit. Bei konstantem CO_2-Gehalt — wie bei Kühlung einer Blutprobe in vitro — nimmt der pCO_2 daher ab. Dies wiederum bewirkt bei konstanter Ventilation und unverändertem Minutenvolumen eine verminderte Elimination von CO_2. Schließlich beeinflußt eine entstehende metabolische Acidose das pH und würde zur Kompensation eine gesteigerte Elimination von CO_2 erfordern. SEVERINGHAUS [332] schlug vor, als Kriterium für die adäquate Ventilation in Hypothermie einen konstanten CO_2-Gehalt zu verwenden. Die Elimination würde somit der Produktion parallel gehen und pH und pCO_2 würden wie bei der Kühlung einer Blutprobe in vitro zunehmen bzw. absinken. Der Anaesthesist wird zumeist eine gewisse Hyperventilation bevorzugen, die einem Kammerflimmern entgegenzuwirken scheint. Der Hypocapnie folgt eine metabolische Acidose, die mit der Dauer der Unterkühlung zunimmt [2, 71, 72, 74, 129, 361].

Einigen früheren Berichten zufolge würde sich der Lactatspiegel kaum ändern [106, 131]. Die meisten Autoren jedoch finden, daß die fixen Säuren und insbesondere die Milchsäure vor allem in der Wiedererwärmungsphase oder nach Unterbruch der Zirkulation ansteigen [70, 129, 224, 347, 361, 368, 389].

Einen erhöhten Lactat/Pyruvat-Quotienten fand Fisher [129] bei Hunden, die bis 20° abgekühlt wurden. Während der Wiedererwärmung normalisierte sich das Verhältnis L/P wieder. Kuhn [224] dagegen findet den L/P-Quotienten bis zu 20° hinunter praktisch unverändert, desgleichen Ulmer [361] bei Kühlung zu 30° und Wiedererwärmung. Eine Berechnung des excess lactate bei Oberflächenkühlung bis zu $30 \pm 0,3°$ Rectaltemperatur haben einzig Drucker u. Mitarb. [114] mit negativem Ergebnis durchgeführt. Bei ihren Daten fällt allerdings der außergewöhnlich hohe Ausgangsquotient L/P von 27,8 auf, der die Beurteilung erschwert (vgl. Kapitel 1). Sichere Anhaltspunkte für ein Mißverhältnis zwischen Angebot und Bedarf an Sauerstoff bei bloßer Oberflächenkühlung bis zu rund 30° C und komplikationsloser Wiedererwärmung ergeben sich aus den bislang diskutierten Befunden nicht. Damit stimmt überein, daß die Körpertemperatur ohne nachweisbare Schäden für den Kranken während einiger Tage auf diesem Niveau gehalten werden kann [48]. Bei der „Wiedererwärmungskrise" weist die mitunter extreme Zunahme der a-v Sauerstoffdifferenz und des Lactatspiegels auf eine Hypoxydose hin, die als mittelbare Temperaturwirkung aufzufassen ist.

Unterbricht man jedoch mittels einer „inflow occlusion" den Kreislauf bei 30° für 7 bis 8 min, so stellt sich eine rasch zunehmende Acidose mit Lactatanhäufung ein [44, 392]. Wie die Acidose nach akzidentellem Herzstillstand bei Normaltemperatur ist sie die Folge eines Sauerstoffdefizits, nur läuft sie wegen des reduzierten O_2-Bedarfes langsamer ab. Dieses Sauerstoffdefizit nimmt in gefährlicher Weise zu, wenn das Herz die Kreislaufarbeit nach Freigabe der Zirkulation nicht sofort vollständig zu übernehmen vermag. Die „maximal tolerierbare Ischämiezeit des Herzens mit Sofortsuffizienz auf Dauer" [319, 320] beträgt bei 32° 6½, bei 28° 8½—9 min. Wird diese Zeitspanne überschritten oder ist die Herzleistung durch vorbestehende Krankheit oder operativen Eingriff zusätzlich beeinträchtigt, kann die an sich etwas größere Toleranz des Gehirns [322, 323] mit deletären Folgen überschritten werden. Hierin liegt die wesentliche, mit der Sauerstoffversorgung aufs engste zusammenhängende Gefahr der Kreislaufunterbrechung in Oberflächenhypothermie.

Kapitel 4

Sauerstoffversorgung und Säure-Basenhaushalt in Perfusionshypothermie

4.1. Auskühlung und Wiedererwärmung

Die tiefe Perfusionshypothermie wurde von GOLLAN [*146—151*] experimentell begründet. Mittels einer Herz-Lungen-Maschine mit eingebautem Wärmeaustauscher gelang es ihm in bahnbrechenden Versuchen, Hunde bis auf wenige Grad über dem Nullpunkt auszukühlen, bei dieser Temperatur und vollständig stillgelegtem Kreislauf Operationen am offenen Herzen auszuführen und die Tiere ohne nachweisbare Dauerschäden wieder auf die Ausgangstemperatur zu erwärmen. Seine und andere experimentellen Arbeiten [*202, 205, 291, 330*] ebneten den Weg für die Einführung der tiefen Hypothermie in die Klinik. Mit ihrer Hilfe kann die Kreislaufunterbrechung über die 8—10-Minutengrenze hinaus verlängert werden und die Gefahr der Wiedererwärmungskrise ist dank der jederzeit möglichen Unterstützung des Kreislaufes gebannt.

Als Faustregel gilt für die Beziehung zwischen Sauerstoffverbrauch des Gesamtkörpers und Temperatur [*134*]:

50% der Norm bei 28—30° C
33% der Norm bei 25°
20—25% der Norm bei 20°
16% der Norm bei 10°

YOUNG [*391*] gibt für eine Oesophagustemperatur von 28 bis 32° C 2,6 ml/kg/min = 50% des Kontrollwertes an, die Arbeitsgruppe von CLOWES [*91, 204, 277*] 1,2 ml/kg/min oder 15% der Norm bei 10° C. BERNHARD [*30, 32*] fand bei 37° einen mittleren O_2-Verbrauch von 5,0 ml/kg/min, bei 30° 30 ml = 60%, bei 20° 1,8 ml = 36% und bei 10° C 0,8 ml/kg/min = 16% des Normverbrauches.

Bei der klinischen Verwendung der Perfusionshypothermie mit meist rascher Auskühlung sind nun aber die Temperaturgradienten innerhalb des Körpers für den Sauerstoffverbrauch bedeutsam. Während bei der Oberflächenkühlung meist nur kleine Gradienten von wenigen Graden zwischen inneren Organen und Muskulatur bzw. Rectum vorliegen [*39, 206*], sind Temperaturunterschiede von 15 bis 20° zwischen Körperkern einerseits und Muskulatur und Rectum andererseits bei der Perfusionshypothermie die Regel [*55, 113, 134, 147, 149, 150, 170, 334, 363*].

BRENDEL [*62*] und HOFFMEISTER [*182*] finden bei Perfusionskühlung mit Gradienten von nur 4 bis 5° C analog der Oberflächenhypothermie, daß der Sauerstoffverbrauch mit der Temperatur exponentiell sinkt. Besonders BORST [*55*] hat anhand exakter spirometrischer Messungen auf die bedeutsamen Abweichungen von dieser „Norm" bei rascher Auskühlung hingewiesen. Auf die Oesophagustemperatur bezogen, fand er bei langsamer Kühlung eine gute Übereinstimmung der beiden Variablen, so bei 28° C einen O_2-Verbrauch von 47% des Ausgangswertes und bei 20,5° C 27%. Bei rascher Auskühlung dagegen war der Sauerstoffverbrauch bei 28° noch 90% des Kontrollwertes, bei 20° 50% und bei 15° 28%. Nach 25 Minuten Kühlung mit hohem flow war der aktuelle Wärmeverlust nur 60% des bei einheitlicher Auskühlung theoretisch möglichen. Unter diesen Umständen stellte die höhere Muskeltemperatur ein wesentlich zuverlässigeres Maß für den Sauerstoffverbrauch dar. Zu der gleichen Feststellung gelangte HARPER [*170*], der bei raschem Temperaturabfall der Kernorgane und des rückfließenden venösen Mischblutes ein deutliches Nachhinken der Muskeltemperatur fand. Auf diese Temperatur bezogen, legte er den Sauerstoffverbrauch wie folgt fest:

$$
\begin{array}{lll}
35° \text{ C} & 5{,}15 \text{ ml/kg/min} & \\
30° & 2{,}98 \text{ ml/kg/min} & = 58\% \\
25° & 1{,}75 \text{ ml/kg/min} & = 34\% \\
20° & 1{,}05 \text{ ml/kg/min} & = 21\% \\
15° & 0{,}61 \text{ ml/kg/min} & = 12\% \\
\end{array}
$$

Auch bei der Wiedererwärmung wirken sich die Temperaturgradienten im Körper auf den Sauerstoffverbrauch aus. Ohne Kreislaufstillstand fand BRENDEL [*62*] nach einheitlicher Auskühlung übereinstimmend mit früheren Befunden bei Oberflächenhypothermie [*59, 60*] bei der Wiedererwärmung eine gute Korrelation zwischen Temperatur und O_2-Verbrauch. In den Versuchen von BORST [*55*] blieb die Sauerstoffaufnahme hinter dem Temperaturanstieg der Kernorgane zurück. Umgekehrt fand HARPER [*170*] die O_2-Aufnahme für eine gegebene Muskeltemperatur während der Erwärmung stets höher als während der Auskühlung. Auch bei der Perfusionshypothermie können wir mit der bloßen Messung des O_2-Verbrauches daher nicht sicher beurteilen, ob eine Sauerstoffschuld entsteht oder nicht.

Bei der Perfusionshypothermie bis auf 10° C hinunter werden Atmung und Kreislauf unterstützt, und sowohl Ventilationsgrößen wie Perfusionsvolumen lassen sich willkürlich einstellen. Die Veränderungen im Säure-Basenhaushalt werden daher zunächst durch die bereits in Kapitel 2 diskutierten Faktoren bestimmt: die Beatmung während der Zugangsoperation, die meist einer mehr oder weniger ausgesprochenen Hyperventilation gleichkommt, und die Beimischung des Maschinenblutes am Anfang der Perfusion. Hinzu kommen die eigentlichen Temperaturwirkungen auf respiratorische und metabolische Komponente des Säure-Basenstatus.

Ohne Kreislaufstillstand und bei ausreichender Perfusion (hoher flow wenigstens bis 20° hinunter) bewirkt eine tiefe Hypothermie an sich kaum eine ausgesprochenere metabolische Acidose als eine normotherme Perfusion von gleicher Dauer [*55, 158, 168, 169, 212, 287, 359, 390*]. Das Standardbicarbonat nimmt unter diesen Voraussetzungen im Verlaufe der hypothermen Perfusion nur langsam und im ganzen wenig ab. Nach WOLFSON [*382, 383*] ist die metabolische Acidose um so ausgesprochener, je größer die Temperaturgradienten innerhalb des Körpers sind.

Korrigieren wir die bei 38° C gewonnenen Meßwerte zur Bluttemperatur, so steigt das pH bei der bloßen Auskühlung mit hohem flow an. Das Phänomen ist mit der Abnahme des pCO_2 zu erklären. So findet BORST [*55*] bei Auskühlung auf 16 bis 20° Oesophagustemperatur einen pH-Anstieg von 7,316 auf 7,532 mit einem Abfall des pCO_2 von 44,0 auf 22,5 mm Hg. TREDE [*359*] gibt mit 100% O_2 im Oxygenator einen pH-Anstieg von 7,5 auf 7,62 bei 10° Oesophagustemperatur an, bei gleichzeitiger Abnahme des pCO_2 von 30 auf 5 mm Hg. HOFFMEISTER [*182*] gelangt zu ähnlichen Feststellungen. Die Veränderungen sind bei der Wiedererwärmung reversibel, und im Endergebnis liegt bei vergleichbaren, wenn auch etwas differierenden Werten für pCO_2 das pH meist um rund 0,2 Einheiten tiefer als zu Beginn der Kühlung [*182, 359*].

Die Schrifttumsangaben über das Lactat und Pyruvat sind spärlich. Nach BERNHARD [*30, 32, 271*] steigt das Lactat von 2,7—3,1 auf 4,0—4,6 mM/l an. BORST [*55*] gibt bei Ausgangswerten von 4,11 mM/l Lactat und 0,126 mM/l Pyruvat im arteriellen Blut Konzentrationen von 4,49 bzw. 0,117 mM/l bei der erreichten Minimaltemperatur an. Daraus errechnen sich L/P-Quotienten von 32,6 bzw. 38,4. Wie in den Untersuchungen von DRUCKER [*114*] bei der Oberflächenhypothermie ist das Ausgangsverhältnis extrem hoch. Weitere Anhaltspunkte für eine intracelluläre Verschiebung des Verhältnisses DPNH/DPN im Mittel für den Gesamtkörper ergeben sich jedoch aus den Untersuchungen von BALLINGER [*16, 17*], in denen das arterielle excess lactate bei Oberflächenkühlung von 5 Hunden auf 28° C Oesophagustemperatur bis auf durchschnittlich 0,42 mM/l anstieg, um bei der Wiedererwärmung erneut abzunehmen. Weitere 5 Tiere wurden mit der Technik von DREW bis auf eine Oesophagustemperatur von 14 bis 20° C gekühlt. In dieser Gruppe stieg das XL im Mittel auf 2,2 mM/l an und normalisierte sich erneut während der Wiedererwärmung. Da die Auskühlungsgeschwindigkeit in der zweiten Gruppe höher war als in der ersten, vermuteten die Autoren eine Beziehung zwischen Temperaturgradienten und excess lactate. Sie prüften diese Frage an drei Präparaten, in denen die Temperaturen der hinteren Extremitäten und der Leber — die normalerweise Lactat abbaut — unabhängig voneinander variiert wurden. Es ergab sich die nachstehende Bilanz für Bildung und Abbau von excess lactate:

	I		II		III	
	Temp.	XL	Temp.	XL	Temp.	XL
Leber	30°	−0,9	15°	−0,6	35°	−1,4
hint. Extremität	30°	+1,0	35°	+1,6	15°	+0,4

Die Temperaturdifferenzen unter II entsprechen prinzipiell den Gradienten während der Auskühlung und die Differenzen unter III denjenigen während der Erwärmung. Die sich ergebenden Bilanzen stimmten mit dem Verhalten des excess lactate für den Gesamtkörper bei Kühlung und Erwärmung qualitativ überein und ließen eine kausale Beziehung vermuten.

Die Beziehungen zwischen den Veränderungen im Säure-Basenhaushalt einerseits und im Lactat/Pyruvat-System andererseits bei Auskühlung und Wiedererwärmung haben wir in 24 eigenen Versuchen am Hund geprüft.

Zu Beginn perfundierten wir das Tier während 20 min bei Normaltemperatur mit einem flow von 100 ml/kg/min. Die Unterkühlung führten wir mit dem gleichen flow bis auf 20° oder 10° C (Oxygenator) durch. Um die Temperaturgradienten möglichst zu verringern, dehnten wir die Kühlung auf 20° über eine halbe, auf 10° über eine ganze Stunde aus. Anschließend durchströmten wir das Tier während 40 min bei gleichbleibender Temperatur mit 50 ml/kg/min und erwärmten es zuletzt wiederum mit 100 ml/kg/min innert $^1/_2$ bzw. 1 Std auf die Ausgangstemperatur. Der arterielle Blutdruck lag zu Beginn der Perfusion zwischen 80 und 100 mm Hg, während der hypothermen Perfusion um 50 mm und am Ende des Versuches im Ausgangsbereich. Die arterielle O_2-Sättigung war nie unter 98%. Die Temperaturen haben wir im Oxygenator, im arteriellen Blut, an der Oberfläche der linken Herzkammer und in der Muskulatur einer hinteren Extremität gemessen. Die Ergebnisse in °C zeigt die Tabelle 1, aus der auch die Temperaturgradienten ersichtlich sind.

Tabelle 1. *Temperaturen in °C bei Auskühlung und Wiedererwärmung (ohne Kreislaufstillstand)*

Oxygenator	Arteriell	Herz	Muskel
33,4	33,2	31,2	32,9
21,4	19,0	19,7	24,6
11,9	8,5	10,4	15,9
10,7	8,2	10,6	12,7
20,7	20,8	20,7	20,2
33,2	35,8	34,8	26,7

In den folgenden Abbildungen sind die Temperaturen im Oxygenator, d. h. im gemischt-venösen Blut des Versuchstieres, angegeben.

Die Abb. 6 zeigt analog der in Abb. 3 (Kap. 2) verwendeten Darstellungsweise die Veränderungen von pH und pCO_2. In je 12 Ver-

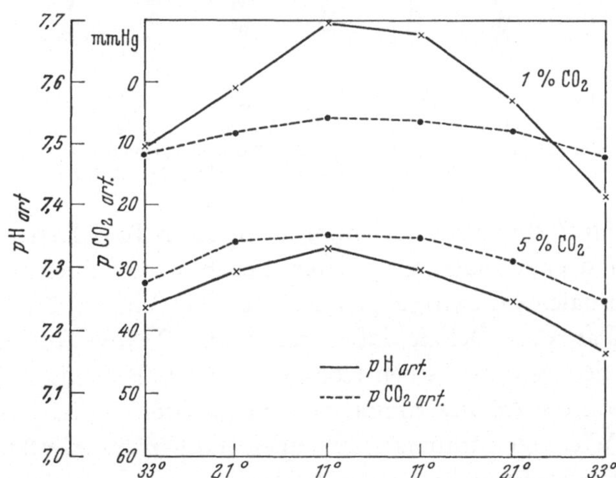

Abb. 6. Verhalten von pH und pCO_2 im arteriellen Blut bei Auskühlung und Wiedererwärmung ohne Kreislaufstillstand. Mittelwerte aus 24 Versuchen, je 12 mit 1% und 5% CO_2 im Oxygenator. Gesamtdauer der Perfusion 3 Std

suchen verwendeten wir $1\% \, CO_2 + 99\% \, O_2$ und $5\% \, CO_2 + 95\% \, O_2$ im Oxygenator. Wie bei der in Abb. 3 dargestellten normothermen Perfusion mit gleichem flow erklärt sich die Ausgangssituation aus der Hyperventilation während der Zugangsoperation und der Beimischung des nicht abgepufferten Maschinenblutes bei Perfusionsbeginn. Die pH-Veränderungen sind eindeutig auf den pCO_2 und dessen Temperaturvariation zurückzuführen. Am Ende der Wiedererwärmung ist die Situation bei identischen Perfusions- und Beatmungsbedingungen kaum verschieden von jener bei der gleich langen normothermen Perfusion.

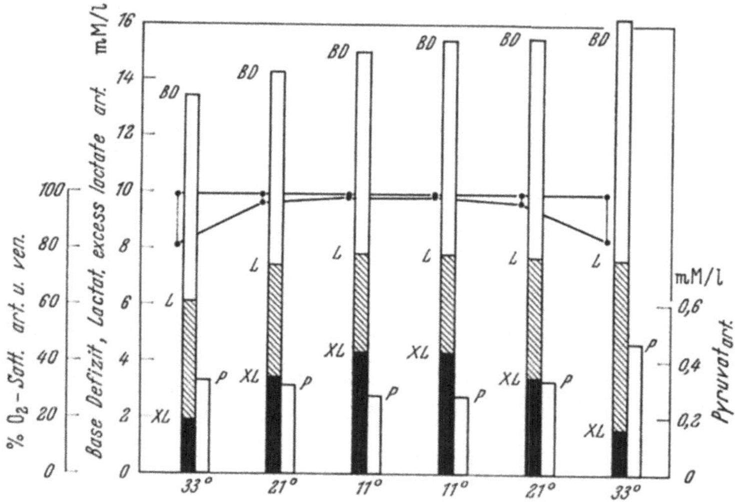

Abb. 7. Verhalten von Base-Defizit, Lactat, excess lactate und Pyruvat im arteriellen Blut in den gleichen Versuchen wie in der Abb. 6. Mittelwerte aus 24 Versuchen, keine Unterschiede zwischen den beiden CO_2-Konzentrationen. Zusätzlich sind die arteriellen und venösen O_2-Sättigungen sowie die Sättigungsdifferenzen eingetragen

Die Abb. 7 stellt die Beziehungen zwischen Base-Defizit, Lactat, Pyruvat und excess lactate im arteriellen Blut dar. Gleichzeitig sind die prozentualen O_2-Sättigungen im arteriellen und venösen Blut angeführt. Das Base-Defizit läßt weder zur Temperatur noch zur Variation der respiratorischen Komponente eine Beziehung erkennen. Die metabolische Acidose nimmt vom Beginn der Auskühlung bis ans Ende der Wiedererwärmung leicht, aber gesichert zu ($p < 0{,}001$). Das Gesamtlactat steigt während der Auskühlung von $33°$ auf $11°$ ebenfalls an ($0{,}005 > p > 0{,}001$), um hernach konstant zu bleiben. Das Pyruvat geht während der Auskühlung zurück ($p < 0{,}001$), erreicht aber während der Wiedererwärmung eine Konzentration, die auch den Ausgangswert mit $p < 0,001$ signifikant übertrifft.

Diese Veränderungen führen — in qualitativer Übereinstimmung mit BALLINGER [16, 17] — zu einer Zunahme des arteriellen excess lactate von 1,641 mM/l bei 33° auf 3,251 mM/l bei 21° und 4,169 mM/l bei 11° C (für jede Stufe $0,01 > p > 0,001$). Der L/P-Quotient ist bei 31° 17,3, bei 21° 23,1 und bei 11° C 29,6. Die Redoxpotentiale $E_{h\,art.}$: 31° —242,01, 21° —245,90, 11° —249,16. Die Auskühlung mit hohem flow bewirkt demnach trotz einer arteriellen Sättigung von über 98% und einer zunehmend kleineren a-v Sättigungsdifferenz im Mittel für alle Körpergebiete Veränderungen im Lactat/Pyruvat-System, die jenen bei einer normothermen Hypoxämie (Abb. 1 u. 2) sehr ähnlich sind. Betrachten wir die in Kapitel 1 entwickelten Vorstellungen über das Gleichgewicht zwischen dem L/P- und dem DPNH/DPN-System auch für die Hypothermie als gültig, so weist der Befund auf eine Funktionsstörung der Atmungskette hin, die wir angesichts der hohen arteriellen und venösen O_2-Sättigung als nicht-hypoxische (dysenzymatische?) Hypoxydose bezeichnen müssen. Die nachweisbaren Veränderungen fanden sich am Herzen [254, 255] und werden in Kapitel 7 ausführlicher behandelt *. Im Einstromgebiet beider Hohlvenen änderte sich in unseren Versuchen — im Gegensatz zu BALLINGERs [17] Befunden — bei der bloßen Auskühlung und Wiedererwärmung nichts. Eine allgemeine Temperaturwirkung auf das Gleichgewicht zwischen Lactat und Pyruvat scheint somit nicht vorzuliegen. Bemerkenswert ist, daß weder die metabolische Acidose (Base-Defizit) noch das Gesamtlactat diese Störung im Energiehaushalt anzeigen.

4.2. Hypothermer Kreislaufstillstand

In der Klinik wird eine generalisierte Perfusionshypothermie bis auf 20° oder 10° heute nur dann durchgeführt, wenn eine länger dauernde totale Kreislaufunterbrechung unumgänglich ist. Verschiedene Befunde weisen darauf hin, daß ein Kreislaufstillstand von 30 bis 40 min auch bei Temperaturen um 10° C einen Sauerstoffmangel des Körpers erzeugt. Er läßt sich bereits vermuten, wenn man Sauerstoffaufnahme und a-v Sättigungsdifferenzen gerade vor und nach dem Stillstand vergleicht, d. h. bei identischer Temperatur, Per-

---

* vgl. auch Fußnote S. 58.

fusionsvolumen und Narkosetiefe (vgl. Kap. 3). Ist der O_2-Verbrauch während der Auskühlung bei 25° und 15° C rund 35% bzw. 15% der Norm, so liegt er bei den korrespondierenden Temperaturen während der Erwärmung um 70 bis 80% bzw. 90% [30, 32, 182]. Dementsprechend findet man einen „Sättigungssprung" des gemischt-venösen Blutes von 20 bis 55% [182, 388], der mit den Temperaturgradienten ansteigt, die während des Stillstandes im Körper vorlagen [277].

Van de Woestijne und seinen Mitarbeitern [364, 365] ist es gelungen, mittels eines Kunstgriffes die Verhältnisse während des Kreislaufstillstandes zu prüfen. Sie imitierten den Stop, indem sie die oxygenierende Fläche ausschalteten, gleichzeitig aber eine minimale Perfusion aufrechterhielten. Bei gleichmäßiger Auskühlung mit Temperaturgradienten von nur 1 bis 2° C verfolgten sie die Entsättigung des zirkulierenden Blutes im so geschlossenen System in Abhängigkeit von der Körpertemperatur. Bei einer anfänglichen arteriellen Sättigung von 100% ergaben sich die in Tabelle 2 zusammengefaßten Werte:

Tabelle 2. *% O_2-Sättigung im arteriellen Blut in Abhängigkeit von der Temperatur und der Dauer des imitierten Kreislaufstillstandes. Nach* Van de Woestijne *[364, 365]*

	Zeit nach Kreislaufstop			
Temperatur	10 min	20 min	30 min	40 min
10°	90%	75%	70%	60%
15°	70%	50%	40%	30%
21—25°	45—50%	15—20%	10%	10%
30°	20%	10%	—	—
37°	1%	—	—	—

Aus dem vorher bestimmten Blutvolumen und den prozentualen Sättigungen berechnete van de Woestijne [364, 365] die Sauerstoffaufnahme. Sie blieb bis zu einer Sättigung von 20 bis 25% praktisch unverändert, um hernach rasch gegen Null abzusinken. Gleichzeitig stieg das Lactat an.

Das pH verschiebt sich nach mehreren Angaben [277, 314, 390] während eines hypothermen Kreislaufstillstandes nur wenig, nach van de Woestijne [364, 365] erst dann wesentlich, wenn die O_2-Aufnahme abzunehmen beginnt. Der pCO_2 steigt im gleichen Tempo an wie die Sauerstoffsättigung abnimmt, d. h. um so langsamer, je tiefer die Stillstandstemperatur ist [364, 365].

Bei der Rezirkulation nimmt das pH ab, d. h. es entwickelt sich eine Acidose [*30, 32, 271*]. BERNHARD [*30, 32*], BROOKS [*73*] und ALDINGER [*4*] stellen während der Erwärmung einen Lactatanstieg auf Extremwerte von rund 13 mM/l [*4*] fest und betrachten die „rewarming acidosis" daher als metabolisch. Andere Autoren jedoch [*16, 17, 182, 359*] finden bei praktisch unverändertem Standardbicarbonat bzw. sinkendem Lactatspiegel einen temperaturbedingt zunehmenden pCO_2 und erklären die Acidose deshalb mit den respiratorischen Veränderungen.

Die einzige bisherige Untersuchung des excess lactate bei einem Kreislaufstillstand in tiefer Hypothermie stammt von BALLINGER [*16*]. Er fand bei 6 Pat., deren Herzfehler im Kreislaufstillstand bei 14 bis 20° C offen korrigiert wurden, maximale Werte des arteriellen XL von 2,0 bis 7,5 mM/l gerade nach Freigabe des Kreislaufs. Während der Erwärmung fielen sowohl das XL als auch die Gesamtmilchsäure erneut ab. Dieser Befund weist direkt auf einen während des hypothermen Kreislaufstillstandes entstehenden Sauerstoffmangel hin.

Die Veränderungen im Säure-Basenhaushalt und im Lactat/Pyruvat-System während eines hypothermen Kreislaufstillstandes haben wir in 24 eigenen Versuchen (vgl. [*252*]) geprüft. Zur normothermen Perfusion sowie zur Auskühlung und Wiedererwärmung benutzten wir wiederum einen flow von 100 ml/kg/min, die CO_2-Konzentration im Oxygenator war stets 1%. Nachdem in je 12 Versuchen eine Temperatur von 23° bzw. 13° erreicht worden war, schalteten wir in Anlehnung an VAN DE WOESTIJNE [*364, 365*] den Oxygenator aus dem Kreislauf aus und hielten eine Minimalperfusion von 0,3 l/min während 40 min aufrecht. Diese Phase wird im folgenden der Einfachheit halber als „Kreislaufstillstand" bezeichnet. Der Blutdruck war während dieser Zeitspanne 20 bis 30 mm Hg, er normalisierte sich in 7 Versuchen nach der Rezirkulation nicht mehr, sondern blieb um 60 mm Hg. Die Temperaturgradienten zwischen arteriellem Blut und Muskulatur einer hinteren Extremität des Versuchstieres waren in den Versuchen mit 23° Stillstandstemperatur 4 bis 6° C, in jenen mit 13° 6 bis 9° C. Als Bezugstemperatur gilt in den folgenden Abbildungen wiederum die Temperatur des gemischt-venösen Blutes im Oxygenator.

Die Veränderungen von pH und pCO_2 zeigt die Abb. 8. In den Abb. 9 und 10 sind die Beziehungen zwischen Base-Defizit, Lactat, Pyruvat und excess lactate im arteriellen Blut dargestellt, zusammen mit der prozentualen Sauerstoffsättigung im arteriellen und venösen Blut.

Der pH-Abfall während des Stillstandes erklärt sich sowohl aus dem ansteigenden pCO_2 (Abb. 8) wie aus dem zunehmenden Base-Defizit (Abb. 9 und 10). Erwartungsgemäß ändern sich alle drei Parameter stärker bei der höheren Stillstandstemperatur. Die Veränderungen nach Freigabe des Kreislaufs hängen offenbar von der Situation

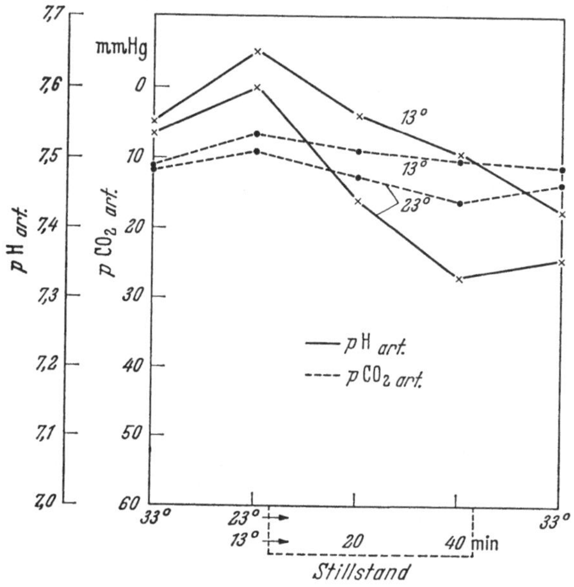

Abb. 8. Verhalten von pH und pCO_2 im arteriellen Blut vor, während und nach einem 40minutigen Kreislaufstillstand bei 23° und 13° C. Mittelwerte aus je 12 Versuchen

ab, die am Ende des Stillstandes erreicht war: bei 23° C sinkt der angestiegene pCO_2 infolge der erneut einsetzenden Hyperventilation ab, das Base-Defizit geht leicht zurück, es resultiert eine leichte Zunahme des pH. Bei 13° C steigt der pCO_2 dagegen etwas an, das Base-Defizit fällt um einen kleinen Betrag und das pH ebenfalls.

Abb. 9 zeigt, wie ein hypothermer Kreislaufstillstand bei rund 20° Bluttemperatur während 40 min zu einem Sauerstoffmangel des Gesamtkörpers führt. Während der Auskühlung steigt das arterielle excess lactate an, gleichzeitig geht die arteriovenöse O_2-Differenz stark zurück (vgl. Abb. 7). Am Ende des Stillstandes ist das excess lactate fast genau doppelt so hoch wie zu Beginn. Bereits nach 20 min Stillstand ist der arterielle Sättigungsbereich um 30% erreicht, der bei der normothermen Hypoxämie (Abb. 1) wie in den Versuchen von VAN DE WOESTIJNE (Tab. 2) auch hier offenbar den O_2-Verbrauch drosselt. Der Knick in der arteriellen Entsättigungskurve und die

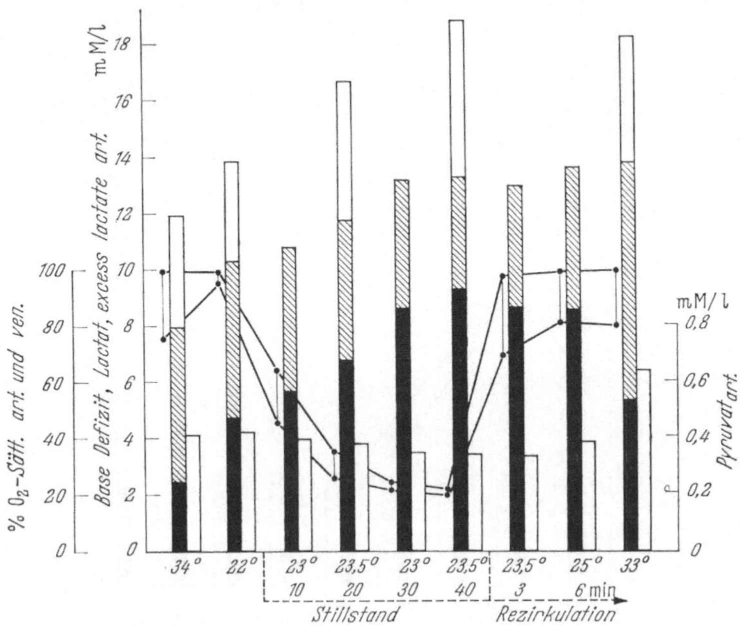

Abb. 9. Verhalten von Base-Defizit, Lactat, excess lactate und Pyruvat im arteriellen Blut vor, während und nach einem 40minutigen Kreislaufstillstand bei 23° C. Zusätzlich arterielle und venöse O_2-Sättigungen mit Sättigungsdifferenzen. Mittelwerte aus 12 Versuchen

erneut zurückgehende a-v Sättigungsdifferenz sind zu beachten. Der Sättigungssprung im venösen Blut ist 3 und 6 min nach der Rezirkulation ausgesprochen. Wie in der Erholungsphase nach normothermer Hypoxämie (Abb. 2) zeichnet sich ein Anstieg der arteriellen Pyruvatkonzentration ab, die am Ende der Wiedererwärmung auch den Ausgangswert signifikant übertrifft. Das excess lactate fällt daher stark ab, ohne daß dies am Gesamtlactat oder am Base-Defizit zu erkennen wäre. Die Sauerstoffschuld des Körpers ist jedoch am Ende der Wiedererwärmung offensichtlich noch nicht beglichen; denn das XL ist noch gut zweimal höher als bei Perfusionsbeginn.

Abb. 10 zeigt die Verhältnisse bei 13° Stillstandstemperatur. Der kühlungsbedingte primäre Anstieg des excess lactate ist analog der Situation in Abb. 7 ausgesprochener als bei 23° C. Während des Stillstandes nimmt nun aber das arterielle XL nur um einen kleinen weiteren, mit $0,05 > p > 0,01$ schwach gesicherten Betrag zu. Die Richtungsänderung der arteriellen Entsättigungskurve ist erst 40 min nach Beginn des Kreislaufstillstandes gerade angedeutet. Die arterio-venöse

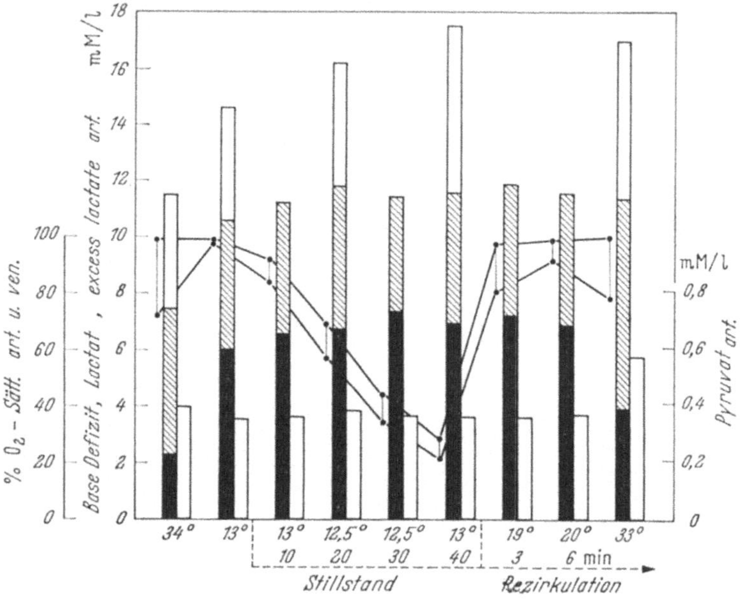

Abb. 10. Wie Abb. 9 für den Kreislaufstillstand bei 13° C. Mittelwerte aus 12 Versuchen

Differenz der O₂-Sättigung ist nur wenig kleiner als am Anfang des Stillstandes. Der Sättigungssprung ist 3 und 6 min nach der Rezirkulation weniger ausgesprochen als bei 23°. Die Verhältnisse am Ende der Wiedererwärmung sind prinzipiell ähnlich, die verbleibende O₂-Schuld ist aber kleiner als nach dem Stillstand bei 23°.

Der augenfällige Unterschied zwischen den beiden Stillstandstemperaturen erklärte sich in unseren Versuchen in erster Linie aus dem Verhalten der Cavagebiete. Bei 13° C nahm hier auch nach 40 min Stillstandsdauer die nach HUCKABEE [*194, 195*] berechnete anaerobe Stoffwechselrate (vgl. Kap. 1) nicht gesichert zu. Bei 23° Bluttemperatur dagegen war sie nach 20 min 40%, nach 30 min 70%

und nach 40 min 90%. Wenn auch die Stoffwechselintensität bei dieser Temperatur nur rund ⅓ des Normalen beträgt, waren die Cavagebiete somit genötigt, überwiegend glykolytisch zu arbeiten. Wie in Kap. 1 dargelegt, geht eine gesteigerte Glykolyse zwangsläufig mit einem Energiedefizit einher. Dieser Zustand ist daher nur während sehr kurzer Zeit tragbar.

Ein Stillstand von 40 min Dauer wird in der Klinik nicht bei 23° C durchgeführt. Die praktische Bedeutung des Befundes sehen wir darin, daß er die Gefahren beleuchtet, welche große und nicht exakt faßbare Temperaturgradienten innerhalb des Körpers erzeugen können. Aus naheliegenden operationstechnischen Gründen wird der Kliniker die Kühlung möglichst rasch durchführen. Wie BORST [55] und HARPER [170] zeigen konnten, wird der O_2-Verbrauch dabei weniger stark gedrosselt als es der theoretischen Erwartung bzw. der Bluttemperatur entspricht. Aus unseren Untersuchungen geht hervor, daß das Einstromgebiet der Hohlvenen — d. h. der Großteil der Gewebe — dadurch gegebenenfalls einen schweren Sauerstoffmangel erleiden. Für die kritischen Organe Gehirn und Herz machen sich besondere Verhältnisse geltend, die in den Kapiteln 6 und 7 näher dargestellt werden.

Kapitel 5

Läßt sich die Sauerstoffversorgung des tief unterkühlten Körpers verbessern?

Auf zwei Wegen hat man versucht, die Sauerstoffversorgung des Körpers während einer tiefen Hypothermie zu verbessern: durch die Erhöhung des pCO_2 im Blut und durch dessen Verdünnung mit niedermolekularem Dextran.

Fällt die Temperatur, so verschiebt sich die Dissoziationskurve des Oxyhämoglobins nach links [19]. Bei einem gegebenen Sauerstoffpartialdruck wird daher die relative Sättigung des Blutfarbstoffs erhöht, gleichzeitig aber auch die Abspaltung des Sauerstoffs im Gewebe erschwert. Vor mehr als zwanzig Jahren hat v. WERZ [375] dieses Phänomen seiner „Hypoxietheorie des Kältetodes" zugrunde gelegt, und LANGE [233] vermutete als Ursache gewisser hypoxieverdächtiger EKG-Veränderungen bei der Unterkühlung eine „Hypoxie ohne Hypoxämie". Wie zuerst von GOLLAN nachgewiesen, verschwindet die arterio-venöse Sauerstoffdifferenz bei der Auskühlung auf 20° oder 10° mit hohen Perfusionsvolumina annähernd oder ganz. Die Frage ist daher heute noch aktuell, ob die hohe venöse Sauerstoffsättigung dem reduzierten O_2-Bedarf wirklich entspricht, oder ob sich hinter ihr doch eine ungenügende Sauerstoffversorgung der Gewebe versteckt [5, 55, 87, 142, 287, 352].

Der verstärkten Bindung des Sauerstoffs an das Hämoglobin wirken zwei andere Vorgänge entgegen [332]: der sinkende Sauerstoffbedarf und die zunehmende physikalische Löslichkeit des Sauerstoffs im Plasma. Sie ist bei 20° rund zweimal größer als bei Normaltemperatur und fällt besonders bei der Verwendung eines Oxygenators mit einem pO_2 um 600 mm Hg stark ins Gewicht. Entscheidend wird offenbar sein, ob sich diese entgegengerichteten Einflüsse die Waage halten oder nicht.

Wie vor 50 Jahren von BOHR [153] nachgewiesen, verschiebt sich die Dissoziationskurve des Oxyhämoglobins mit steigendem pCO_2 nach rechts. Eine Hyperventilation während der Unterkühlung würde daher die Kälteverschiebung der Dissoziationskurve nach links verstärken und umgekehrt eine Hypercapnie wie auch eine metabolische Acidose diesen unerwünschten Effekt mehr oder weniger aufheben. Vor allem die Arbeitsgruppe von SWAN [5, 87, 352] hat deshalb empfohlen, die CO_2-Konzentration im Oxygenator während einer Perfusionshypothermie zu erhöhen. EDMARK [120] und OSBORN [287] schlugen vor, verdünnte Salzsäure zu infundieren.

Ob diese Verschiebungen der Dissoziationskurve nach links oder nach rechts klinisch von Belang sind, erscheint jedoch fraglich. So bleibt nach THAUER und BRENDEL [353] bei Oberflächenkühlung bis zu 20° hinunter die Sauerstoffextraktion nicht nur normalerweise konstant, sondern sie nimmt beispielsweise bei Muskelzittern sofort zu. Wie VAN DE WOESTIJNE [364, 365], YEH [390] und auch wir selbst (vgl. Abb. 9 und 10) feststellten, steigt die arterio-venöse Sauerstoffdifferenz auch bei 10° wieder an, sobald das Perfusionsvolumen reduziert wird. Bei genügend kleinem flow fand YEH [390] bis zu 5° C hinunter eine venöse O_2-Sättigung zwischen 70 und 80%. Nach VAN DE WOESTIJNE bleibt die Sauerstoffaufnahme des Körpers beim „imitierten Kreislaufstillstand" so lange unverändert, als die arterielle Sättigung noch oberhalb 20 bis 25% liegt. Der Verlauf der in den Abb. 9 und 10 wiedergegebenen Entsättigungskurven weist in die gleiche Richtung.

HARPER [170] fand in Hundeversuchen bei einer Oesophagus-temperatur um 7° und einer Muskeltemperatur um 16,5° eine praktisch aufgehobene arterio-venöse Sättigungsdifferenz. Mit dem Spirometer konnte er aber gleichwohl eine O_2-Aufnahme des unterkühlten Körpers nachweisen, die offensichtlich aus dem physikalisch gelösten Sauerstoff gedeckt wurde. Bei 6 Tieren mit einer durchschnittlichen Sättigungsdifferenz von 1,17% fand er bei manometrischer Messung eine Sauerstoffextraktion von 1,37 Vol.-%, bei drei Hunden ohne nachweisbare Sättigungsdifferenz zwischen arteriellem und venösem Blut eine manometrisch gemessene O_2-Extraktion von 1,15 Vol.-%. Das Perfusionsvolumen in der letzten Gruppe entsprach mit gut 100 ml/kg/min dem basalen Herzminutenvolumen. Die Sauerstoffaufnahme aus dem plasmatisch gelösten Sauerstoff war somit annähernd 1/6 der von ihm ermittelten normalen Extraktion von rund 7 Vol.-%, was wiederum mit der gemessenen Reduktion des Gesamtstoffwechsels (12% der Norm bei 15° C Muskeltemperatur) gut übereinstimmte. Auch in den Versuchen von HARPER nahm die a-v Sauerstoffdifferenz prompt wieder zu, sobald das Perfusionsvolumen bei konstanter Temperatur reduziert wurde.

Zusammenfassend ist aus diesen Befunden zu folgern, daß der tief gekühlte Körper bei hohem Perfusionsvolumen seinen O_2-Verbrauch größtenteils aus dem physikalisch gelösten Sauerstoff bestreitet. Bei kleinem flow ist er aber ohne weiteres imstande, auch den chemisch gebundenen Sauerstoff zu verwerten. Mit GLEICHMANN [142] sind daher auch wir der Ansicht, daß die Hypothese einer verbesserten O_2-Versorgung des unterkühlten Körpers bei einer Hypercapnie oder einer induzierten metabolischen Acidose nicht ausreichend belegt ist. Hinzu kommt, daß eine respiratorische wie eine metabolische Acidose die Herzleistung verschlechtert [94, 119, 366, 371], was besonders bei intrakardialen Eingriffen nachteilig ist.

Eine zweite Möglichkeit, die O_2-Versorgung des unterkühlten Körpers zu verbessern, hat man in der Verdünnung des Maschinenblutes mit niedermolekularem Dextran erblickt. Die normotherme extracorporale Perfusion zieht normalerweise einen Thrombocytensturz und eine gewisse Aggregation der Erythrocyten („blood sludge") nach sich, im Tierversuch wurden außerdem fokale Herzmuskelnekrosen gefunden [247, 248]. Diese Veränderungen sollen weniger ausgesprochen sein, wenn niedermolekulares Dextran dem Blut beigemischt wird [173, 247, 248, 301]. Bei tiefen Körpertemperaturen tritt das sludge-

Phänomen ebenfalls in Erscheinung [*121, 138, 227, 244, 256, 314, 325, 381*] und wird nach einigen Berichten [*121, 138*] ebenfalls durch niedermolekulares Dextran teilweise gehemmt, anderen Autoren zufolge jedoch nicht [*111, 112*]. Gemessen am venösen Rückfluß bei der „gravity flow"-Technik würde die Substanz eine bessere Durchblutung des unterkühlten Körpers bewirken, was auch am herabgesetzten peripheren Widerstand und an einer schnelleren und einheitlicheren Auskühlung zu erkennen war [*111, 112*]. Diese Effekte sind möglicherweise allein mit der kolloid-osmotischen, d. h. der Expander-Wirkung des Präparates zu erklären [*111, 112*]. EDMUNDS [*121*] fand im Tierversuch nach einem hypothermen Kreislaufstillstand weniger Hirnläsionen, wenn das Blut vorher mit niedermolekularem Dextran „ausgewaschen" wurde. Er prüfte jedoch nicht, ob der gleiche Effekt mit anderen, nicht bluthaltigen Flüssigkeiten zu erzielen ist. Somit bleibt es unklar, ob er für das niedermolekulare Dextran spezifisch ist. BJÖRK [*45—47*] beschrieb als erster Hirnschäden bei Kindern, deren Herzfehler er im totalen hypothermen Kreislaufstillstand korrigiert hatte. Bei seinen Perfusionen hatte er niedermolekulares Dextran als Blutverdünner verwendet. Alles in allem bleibt es daher fraglich, ob niedermolekulares Dextran während einer tiefen Hypothermie mit Kreislaufstillstand spezifische, günstige Wirkungen zu erzielen vermag.

In der eigenen Reihe von 24 Versuchen mit einem hypothermen Kreislaufstillstand von 40 min Dauer bei 23° und 13° haben wir bei der Hälfte der Perfusionen das Maschinenblut im Verhältnis 1:3 mit niedermolekularem Dextran verdünnt. Der mittlere Hämoglobingehalt des unverdünnten Blutes war 13,1 g-%, des verdünnten 9,5 g-%. Es ergaben sich bei 23° und bei 13° somit je 6 Versuche mit und ohne Dextranzusatz, die innerhalb der Versuchsreihe streng zufällig verteilt wurden. Wir prüften mit den bereits bekannten Meßgrößen die Frage, ob der Sauerstoffmangel beeinflußt wird. Das Ergebnis war durchwegs negativ. Weder der Säure-Basenhaushalt noch der anaerobe Stoffwechsel wurden durch den Dextranzusatz beeinflußt. Abb. 11 veranschaulicht die nach HUCKABEE [*194, 195*] berechnete anaerobe Stoffwechselrate der Cavagebiete während des Kreislaufstillstandes bei 20°.

Die Unterschiede sind statistisch nicht gesichert. Wir können folgern, daß die Blutverdünnung einerseits die O_2-Versorgung nicht meßbar verschlechtert, daß aber andererseits der Sauerstoffmangel nicht nachweisbar vermindert wird. Dem niedermolekularen Dextran haften außerdem einige Nebenwirkungen an, die sich klinisch ungünstig

auswirken können: es besteht die Möglichkeit einer Gerinnungs-
störung mit erhöhter postoperativer Blutungsneigung [22, *101, 121,
124, 173, 221, 222, 246, 278*] oder einer Behinderung der postopera-
tiven Nierentätigkeit [27, *178*] bei den meist eher dehydrierten
Kranken.

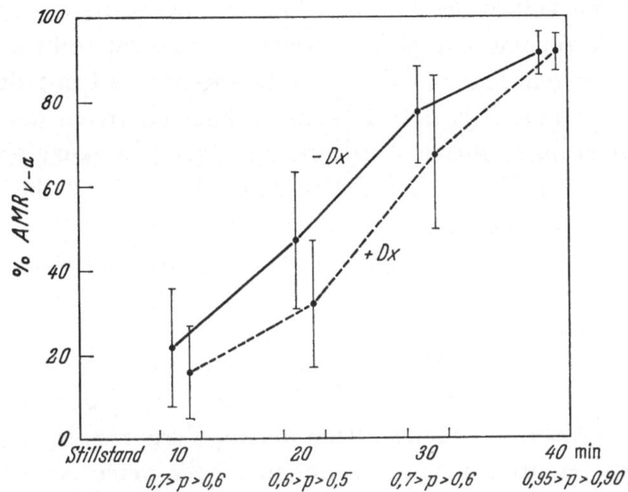

Abb. 11. Anaerobe Stoffwechselrate der Cavagebiete während des Kreislaufstillstandes bei 23° C, ohne und mit Zusatz von niedermolekularem Dextran zum
Maschinenblut im Verhältnis 1 : 3. Die Unterschiede sind nicht gesichert

Alles in allem läßt sich die Sauerstoffversorgung des tief gekühlten
Körpers somit weder durch die Erhöhung des pCO_2 im Blut noch
durch dessen Verdünnung mit niedermolekularem Dextran eindeutig
bessern. Entscheidend bleibt offensichtlich der trotz der Auskühlung
verbleibende Sauerstoffverbrauch, der sich für den Gesamtkörper bis
jetzt nicht über die temperaturbedingte Drosselung hinaus senken ließ.

Kapitel 6

Das Gehirn in tiefer Hypothermie

Unter normalen Bedingungen verbraucht das Gehirn mit bemer-
kenswerter Konstanz 3,3 bis 3,7 ml O_2/100 g/min. Die cerebrale
O_2-Extraktion beträgt 6,3 bis 6,7 Vol.-%, die Durchblutung 52 bis
56 ml/100 g/min. Im Schlaf wie bei intensiver geistiger Tätigkeit
ändern sich diese Größen nicht signifikant [37, *135, 136, 153, 235,*

236, 258, 321, 345]. Auch unter Bedingungen, welche die Hirndurchblutung ändern, wie Hyper- und Hypocapnie, Beatmung mit 100% oder 10% Sauerstoff, bleibt der O_2-Konsum des Gehirns weitgehend konstant [135, 207, 208]. Wird die Hirndurchblutung bei starker Hyperventilation mit einem arteriellen pCO_2 um 14 bis 18 mm Hg auf rund die Hälfte der Norm reduziert, nimmt die O_2-Extraktion daher stark zu, und der pO_2 im venösen Hirnblut sinkt auf Werte von 21 bis 25 mm Hg ab, d. h. bis in die sogenannte Umstellungszone [284] hinein [85, 279, 280, 296, 369]. Klinisch treten dabei Hirnfunktionsstörungen auf als Ausdruck der „Mangelwirkung ohne meßbare Not" von OPITZ und SCHNEIDER [284]. Wird die kritische Schwelle des venösen pO_2 von 19 mm Hg unterschritten, geht der Sauerstoffverbrauch des Gehirns zurück. Als letale Schwelle gilt nach GÄNSHIRT [135] bei Normaltemperatur ein venöser pO_2 von 17 mm Hg. Das durch eine intrakranielle Drucksteigerung mit tiefem Koma irreversibel geschädigte Hirn verbraucht nur noch 1,5 bis 2,5 ml O_2/ 100 g/min. Allein aufgrund dieses Befundes sind jedoch keine prognostischen Aussagen möglich; denn der O_2-Verbrauch ist in durchaus reversiblen Situationen wie Insulinkoma oder tiefer Narkose gleich [177, 189, 235, 281, 284, 296, 344, 370].

Mit dem vom Hämoglobin angelieferten Sauerstoff verwertet das Gehirn praktisch ausschließlich Glucose, sein respiratorischer Quotient ist annähernd 1,0 [141, 153, 258]. Da das Gehirn etwas mehr Glucose aus dem Blut aufnimmt als deren O_2-Äquivalent entspricht, errechnet sich eine anaerobe Glykolyse von 7 bis 10% des Gesamtumsatzes [99, 153]. Dementsprechend finden die meisten Untersucher unter normalen Bedingungen oder in Narkose, daß das Gehirn 0,050—0,178 mM/l Lactat und 0,002—0,025 mM/l Pyruvat an das Blut abgibt [85, 126, 141, 153, 176, 259, 279, 313]. HEYCK und SCHEINBERG [175, 318] haben diese Befunde allerdings nicht bestätigen können; sie finden bei ungefähr gleich vielen positiven und negativen a-v Differenzen dieser Substanzen im Mittel keine gesicherten Unterschiede. Der letztgenannte Autor hält daher den Beweis einer normalen glykolytischen Tätigkeit des Gehirns für nicht erbracht.

Wird die Sauerstoffversorgung des Gehirns bei normaler Temperatur unterbrochen, lassen sich jedoch die für eine gesteigerte Glykolyse charakteristischen Metabolitveränderungen wie in anderen Organen auch im Hirngewebe eindeutig nachweisen. Das Kreatinphosphat ist bereits nach einer Minute verschwunden, die Glucose innert etwa

3 min. Nach 5minütiger Ischämie ist der Gewebsgehalt an Glykogen und ATP nur noch rund die Hälfte bzw. ein Drittel der Norm, nach 8—10 min sind beide verschwunden. Gleichzeitig steigt der Milchsäuregehalt rasch an [283, 355—357]. Neuere, von NESBAKKEN [275, 276] zusammengefaßte Befunde russischer Autoren stimmen damit überein. Nach ihren Feststellungen hätte das Energiedefizit etwa 5 min nach Eintritt des klinischen Todes Ausmaße angenommen, die eine Wiederbelebung ausschließen, was mit der von SCHNEIDER [322, 323] ermittelten Wiederbelebungzeit des Gehirns von 8—10 min, gerechnet vom Beginn der Ischämie, übereinstimmen würde. Die Übertragung dieser Ergebnisse auf die Klinik ist deshalb so schwierig, weil beim Menschen im Sauerstoffmangel die höheren Hirnfunktionen als erste leiden und wir ihre Schädigung vorläufig nicht mit den — voraussichtlich geringgradigen und eventuell lokalisierten — Metabolitveränderungen korrelieren können.

Von der in den vorangehenden Kapiteln behandelten Möglichkeit, diese Veränderungen des oxydativen Zellstoffwechsels mittels Blutanalysen von Lactat und Pyruvat zu beurteilen, scheint das Gehirn ausgenommen zu sein. Der Grund dürfte darin liegen, daß Lactat und Pyruvat wie viele andere Substanzen die Blut/Hirnschranke nur langsam und wahrscheinlich unvollständig penetrieren [99, 135, 217, 387]. Nach Injektion kleiner Cyanidmengen in die zuführenden Hirngefäße wie auch in Hypoxie soll wohl nach älteren Untersuchungen [242, 259] eine signifikante Lactatabgabe des Hirngewebes an das Blut nachweisbar werden, jedoch scheiterte der in jüngster Zeit von CAIN [85] unternommene Versuch, mit der Lactat/Pyruvat-Methode einen O_2-Mangel des Gehirns bei einem venösen pO_2 von rund 25 mm Hg nachzuweisen. Dieser Sauerstoffpartialdruck liegt in der „Umstellungszone" und führt klinisch zu Funktionsstörungen; CAIN konnte aber eine gesicherte Bildung von excess lactate nicht feststellen. In eigenen Versuchen, in denen der hirnvenöse pO_2 bei Normaltemperatur Werte unterhalb der kritischen Schwelle von 19 mm Hg erreichte, waren ebenfalls keine sicheren Veränderungen im Lactat/Pyruvat-System im Blut nachzuweisen. Wenn wir versuchen wollen, die Sauerstoffversorgung des Gehirns mittels Blutanalysen zu beurteilen, bleiben wir daher auf Sauerstoffmessungen in irgendeiner Form angewiesen. Was können wir nun über die O_2-Versorgung des Gehirns während einer tiefen Hypothermie ohne und mit Kreislaufstillstand auf dieser Grundlage aussagen?

Der Sauerstoffverbrauch des Gehirns nimmt mit fallender Temperatur linear [310, 311, 386] oder exponentiell [29, 51, 128] ab. Bei einheitlicher Auskühlung ohne Gradienten zwischen Oesophagus- und Hirntemperatur fand BLOOR [51] einen O_2-Konsum von 65% der Norm bei 30° Hirntemperatur, 30% bei 20° und etwa 11% bei 10° C. THAUER und BRENDEL [353] analysierten die Schrifttumsangaben über die Wiederbelebungszeit des Gehirns in Abhängigkeit von der Temperatur und fanden bei einer gewissen, wahrscheinlich methodisch bedingten Streuung der Ergebnisse im ganzen eine exponentielle Zunahme im Temperaturbereich zwischen 36 und 8° C.

Da bei Normaltemperatur die Hirnfunktion engere Beziehungen zum pO_2 als zum Brutto-Sauerstoffverbrauch hat, dürfte der venöse Sauerstoffpartialdruck auch in Hypothermie besonders aufschlußreich sein. Nach ALBERS [3] sinkt bei Oberflächenkühlung von 38° auf 25° C der pO_2 im venösen Mischblut von 48,7 auf 23,4 mm Hg ab. Indessen ist auch der kritische venöse pO_2 des Gehirns temperaturabhängig [1, 2] und beträgt bei 37° 19 mm, bei 30° 13 mm, bei 25° 8 mm und bei 20° nur noch 5 mm Hg. Bei bloßer Auskühlung unter ausreichender Beatmung bleibt nach diesen Ergebnissen eine genügende Sicherheitsmarge für das Gehirn erhalten. BLOOR [51] prüfte die Verhältnisse bei extracorporaler Auskühlung von 37° auf 10° C. Der pO_2 im venösen Hirnblut fiel von 37,7 auf 17,3 mm Hg, gleichzeitig ging die a-v Sauerstoffdifferenz von 10,0 auf 0,1 Vol.-% zurück. Auch in dieser Situation sollte nach den Berechnungen von ALBERS die Sauerstoffversorgung des Gehirns nicht gefährdet sein. Nach BORST [55] und HARMS [168, 169] wäre eine Hyperventilation während der Auskühlung für das Gehirn deshalb besonders nachteilig, weil einerseits der Sauerstoff fester an das Hämoglobin gebunden wird (vgl. Kap. 5) und andererseits eine Hypocapnie die Hirndurchblutung auch bei niedrigen Temperaturen zu drosseln vermag [251]. Konkrete Meßergebnisse, die diese Vermutung stützen oder widerlegen würden, liegen u. W. im Schrifttum nicht vor. Alles in allem dürfte jedoch eine bloße Auskühlung bis zu 10° hinunter die Sauerstoffversorgung des Gehirns nicht in Frage stellen.

Unterbrechen wir nun aber die Blutzufuhr zum unterkühlten Gehirn, so entsteht eine neue Situation. Nach BLOOR [51] und CLOWES [91] stehen die Sauerstoffpartialdrucke im Hirngewebe und im Liquor cerebrospinalis miteinander im Gleichgewicht, weshalb der pO_2 im Liquor den intracerebralen Partialdruck zu verfolgen gestattet. Wird der Kreislauf bei 30° Hirntemperatur unterbrochen, nimmt der pO_2 im Liquor innert 30 sec um 50% ab, desgleichen bei 20° nach 90 sec [51]. Anders ausgedrückt [91] beträgt die Zeitspanne, innert der beim Kreislaufstillstand der pO_2 im Liquor annähernd auf Null sinkt, bei

$$37° \text{ C Hirntemperatur: } \quad 3'21''$$
$$30° \text{ C Hirntemperatur: } \quad 6'38''$$
$$20° \text{ C Hirntemperatur: } \quad 9'53''$$
$$10° \text{ C Hirntemperatur: } 18'35''$$

Demnach hätte das Gehirn auch bei 10° C nach rund 20 min seine Sauerstoffvorräte erschöpft. LOURIE [249] findet im venösen Hirnblut nach Freigabe der Zirkulation den gleichen Sättigungssprung, dem wir bereits (Kap. 4) im gemischt-venösen Blut begegnet sind.

In den in Kap. 4 dargestellten eigenen Versuchen mit einem hypothermen Kreislaufstillstand von 40 min Dauer bei 23° und 13° Bluttemperatur haben wir die arterio-venösen Lactat- und Pyruvatdifferenzen des Gehirns und die Sauerstoffsättigung bestimmt. Wie bei der normothermen Hypoxie fanden wir keine systematischen Änderungen im Lactat/Pyruvat-System, trotzdem sich die Metabolitveränderungen im Hirngewebe bei einem hypothermen Kreislaufstillstand nur quantitativ von der normothermen Hypoxie unterscheiden [180, 275, 276]. Die in Abb. 12 zusammengefaßten Ergebnisse der Sauerstoffbestimmungen stimmen jedoch mit den Befunden von LOURIE [249] überein.

Während der Auskühlung mit einem flow von 100 ml/kg/min schrumpft die a-v Sättigungsdifferenz erwartungsgemäß bis auf 13° wesentlich stärker zusammen als bis auf 23° hinunter. 10 min nach Beginn des Stillstandes ist das Bild unverändert, die O_2-Extraktion des Gehirns hat bei der Minimalperfusion von 0,3 l/min erneut zugenommen und ist größer bei 23° als bei 13°. Das arterielle pH lag während des Stillstandes bei 23° zwischen 7,60 und 7,44; während jenem bei 13° zwischen 7,65 und 7,56. Der pCO_2 war in beiden Fällen um 10 mm Hg. Entgegen den von BORST [55] und HARMS [168, 169] geäußerten Bedenken scheint somit die Kombination von Unterkühlung und Hypocapnie das Gehirn nicht daran zu hindern, den chemisch gebundenen Sauerstoff im Blut wie die Cavagebiete (Abb. 9 und 10, Kap. 4) und das Herz (Abb. 14 und 15, Kap. 7) bei kleinem flow zu verwerten. Von der zehnten Minute hinweg ändert sich aber die Situation: Die Sättigungsdifferenzen bei 23° werden kleiner als jene bei 13°. Da die Temperaturen innerhalb jeder Versuchsgruppe

praktisch unverändert sind, müssen wir die kleineren Sättigungsdifferenzen bei 23° als eine zwangsläufige Folge der stärkeren arteriellen
Entsättigung auffassen: die kritische Schwelle ist offenbar unterschritten worden. Auch bei 13° Stillstandstemperatur geht die O_2-Extrak-
tion nach 30 und 40 min etwas zurück. Der Sättigungssprung ist 3 min

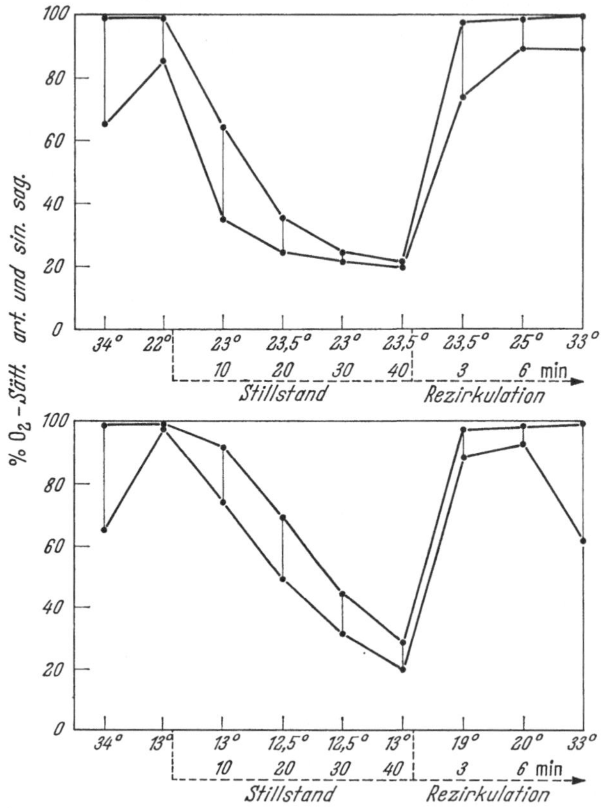

Abb. 12. Sauerstoffsättigung arteriell und im Sinus sagittalis superior vor, während
und nach einem 40minutigen Kreislaufstillstand bei 23° (oben) und 13° C (unten).
Mittelwerte aus je 12 Versuchen

nach der Rezirkulation größer bei der höheren Stillstandstemperatur.
Am Ende der Perfusion — in beiden Gruppen bei 33° C — ist die
Sättigungsdifferenz nach dem Stillstand bei 23° wesentlich kleiner als
der Ausgangswert; nach dem Kreislaufstop bei 13° sind die beiden
praktisch gleich. Dieser Befund läßt vermuten, daß der Stillstand bei
23° C einen irreversiblen Hirnschaden erzeugt hat. Nach dem Kreis-

laufstop bei 13° können wir anhand unserer Daten eine Hirnschädigung nicht nachweisen, sie allerdings auch nicht verneinen, da wir die Versuchstiere nicht überleben ließen.

Unsere Ergebnisse (vgl. auch [252]) stimmen mit den von BLOOR [51] und CLOWES [91] durchgeführten Messungen des pO_2 im Liquor qualitativ überein. Gemeinsam weisen sie darauf hin, daß die Unterbrechung des Hirnkreislaufes auch bei Temperaturen zwischen 10 und 15° C nicht mehr als 20 min bis höchstens eine halbe Stunde dauern soll. Die Auskühlung muß möglichst nahe an 10° heranführen und soll möglichst gleichmäßig sein, damit nicht gefährliche Temperaturgradienten zwischen dem Blut und dem Gehirn — dessen Temperatur meist nicht direkt gemessen werden kann — oder zwischen verschiedenen Hirngebieten entstehen.

Eine Perfusionskühlung des Gesamtkörpers mit hohem flow bietet die beste Gewähr für eine ausreichende und gleichmäßige Senkung der Hirntemperatur, zieht aber den ganzen Organismus und namentlich das Herz in Mitleidenschaft. Eine selektive Hirnkühlung setzt andererseits die besonders bei älteren Kranken riskante Kanülierung beider Carotiden voraus oder läßt bei nur einseitiger Perfusion Temperaturgradienten von 5—8° C zwischen verschiedenen Hirnregionen jedenfalls dann entstehen, wenn der Perfusionsdruck nicht etwa 50 mm über dem systemischen Druck gehalten wird [61, 249]. In der Klinik ist der Kreislaufstillstand zudem meist vollständig und nicht, wie in unseren Versuchen, mit einer Minimalperfusion imitiert. Die Hirntemperatur bleibt daher nicht konstant, sondern steigt innert einer halben Stunde um 5 oder mehr Grad [249, 269]. Der Sauerstoffbedarf des Gehirns wird damit ebenfalls gegen Ende der Kreislaufunterbrechung zunehmen. Bei Hirntemperaturen unter 20° treten auch bei der selektiven Kühlung Blutdruckabfall und Bradykardie auf [61, 249].

Diese Schwierigkeiten kann der Kliniker nicht umgehen, indem er die Temperatur noch tiefer senkt. Wohl könnte der O_2-Bedarf des Gehirns noch um einen kleineren Betrag reduziert und der hypoxische Hirnschaden damit etwas hintangehalten werden, jedoch werden andere Gefahren heraufbeschworen, die zu analysieren sich in letzter Zeit BRENDEL und seine Arbeitsgruppe [61, 64, 65] bemüht haben.

Nach THAUER und BRENDEL [353] besteht das „Paradoxon der Hypothermie" darin, daß mit fallender Temperatur die Wiederbelebungszeit isolierter, nicht durchbluteter Organe wohl immer länger, gleichzeitig aber die Überlebenszeit des Gesamtkörpers immer kürzer wird. Auch bei erhaltener Durchblutung lebenswichtiger Organe wird eine Gesamtauskühlung unter 15 bis 10° C nicht überlebt, wenn sie im Durchschnitt mehr als 1½ bis 2 Stunden dauert [61, 65]. In diesem Temperaturbereich können nun offenbar die normalen Ionengradienten zwischen der Zelle und ihrer Umgebung bei länger dauernder Unterkühlung nicht mehr aufrechterhalten werden. Der Natrium- und damit auch der Wassergehalt der Zelle steigt an, während Kalium verloren geht. Das Ergebnis ist eine mit dem traumatischen Ödem vergleichbare Kälteschwellung des Gehirns [64, 65], die die begrenzte Überlebenszeit in tiefer Hypothermie zum mindesten wesentlich mitbestimmt. Die Ursache dieses Vorganges dürfte darin liegen, daß die stoffwechselabhängigen aktiven Ionentransporte durch die Temperatursenkung stärker gehemmt werden als die passiven Verschiebungen entlang dem Konzentrationsgefälle. Eine allfällige Hypoxydose des Gehirns während des Kreislaufstillstandes würde den Zusammenbruch der Ionengradienten noch beschleunigen. CALKINS [86] konnte am Beispiel des Kaliumaustausches im Rattenzwerchfell zeigen, daß Kälte und Sauerstoffmangel die Konzentrationsdifferenz zwischen beiden Seiten der Zellmembran verkleinern, aber auf verschiedenem Wege: die Kälte hemmt insbesondere den Transport von außen nach innen, die Anoxie steigert den Verlust aus der Zelle.

Außer der durch die Unterkühlung bloß hinausgezögerten Hypoxydose des Gehirns und der Kältehemmung der Ionentransporte sind Schädigungen der Blut-Hirnschranke möglich. Sie sind im Hundeversuch mit Hilfe einer intravenösen Fluoresceininjektion nachweisbar, die bei lädierter Blut-Hirnschranke mehr oder weniger ausgedehnte Verfärbungen des Hirngewebes erzeugt. Auch diese Veränderung tritt besonders bei Hirntemperaturen unter 10° [250, 269] und bei langdauernder Auskühlung [14, 269] auf. Im Gefolge einer Läsion der Blut-Hirnschranke kommt es häufig zum Hirnödem [216].

Wie weit diese drei pathogenetischen Mechanismen des Hirnschadens beim hypothermen Kreislaufstillstand ineinander eingreifen, wurde u. W. bislang nicht experimentell untersucht. Wir gehen aber mit der Annahme kaum fehl, daß verschiedene Arten eines Circulus vitiosus möglich sind, an denen auch die Sauerstoffversorgung primär oder sekundär beteiligt ist.

Bei Hunden sind wiederholt nach Kreislaufunterbrechungen von 30 bis 90 min bei Temperaturen um 12° C [77, 237, 238] oder nach

einer low-flow Perfusion in verschiedenen Temperaturbereichen [*377*]
Schwäche und Lähmungen der hinteren Extremitäten beschrieben
worden. Beim Menschen jedoch und insbesondere bei Kindern, die
prädisponiert zu sein scheinen, gelten seit der ersten Beschreibung
durch Björk u. Hultquist [*45—47*] verschiedene Varianten eines
extrapyramidalen, Parkinson-ähnlichen Syndroms, welches oft mit
einigen Tagen Latenz auftritt, als der charakteristische zentralnervöse
Schaden nach einem hypothermen Kreislaufstillstand [*45—47, 103,
116, 267, 297*]. Für eine direkte Sauerstoffmangelwirkung als Ursache
dieser tragischen Komplikation spricht nach Björk u. Hultquist [*46*]
die Verteilung der Läsionen, die zur Hauptsache den Globus pallidus
befallen und dem Befund bei einer Kohlenmonoxydvergiftung sehr
ähneln. Whalen [*377*] weist darauf hin, daß die Schäden ohne Rück-
sicht auf die Temperatur praktisch nur bei einer low-flow Perfusion,
kaum je aber bei hohen Perfusionsvolumina auftreten würden. Nach
der Ansicht von Dubost [*115*], der in einem eigenen Krankengut von
165 Fällen nie derartige Komplikationen erlebte, wäre der hypotherme Hirnschaden mit der Ausdehnung des Stillstandes über 20 bis
25 Minuten hinaus zu erklären. Auf die mehrfach [*46, 96, 121, 172,
288, 327*] beschriebenen Einzelheiten der histologischen Befunde können wir hier nicht eingehen. Die Hirnschäden nach totaler Kreislaufunterbrechung in tiefer Hypothermie haben am meisten dazu bei-
getragen, daß dieses Verfahren kaum mehr routinemäßig verwendet
wird.

Kapitel 7

Das Herz in Hypothermie

Die generalisierte tiefe Hypothermie mit Kreislaufstillstand wird
heute weit seltener verwendet als noch vor einigen Jahren. Die selektive Unterkühlung des Herzens bis auf rund 10° C hat sich dagegen
in der Klinik einen festen Platz gesichert. Sie beruht auf der Ent-
deckung von Gollan [*146—151*], daß Hunde einen einstündigen
Herzstillstand bei 1—2° C zu überleben vermögen. Urschel u.
Greenberg [*362*] führten 1959 die selektive hypotherme Kardioplegie durch initiale Coronarperfusion mit kaltem Blut ein, Bernhard
u. Mitarb. [*33*] wenig später die intermittierende Kältedurchströmung

des Herzens. SHUMWAY u. LOWER [335] empfahlen die äußerliche Abkühlung des Herzens als wirksames und sicheres Verfahren zur Erzeugung eines Herzstillstandes. Die meisten Herzchirurgen dürften gegenwärtig die beiden letztgenannten Methoden bevorzugen. Einen wesentlichen Fortschritt bildet die in jüngster Zeit von BRETSCHNEIDER [68] konzipierte hypotherme Kardioplegie mit Membranstabilisierung, die derzeit als die optimale Methode erscheint. Der anoxische Herzstillstand [376], die Kardioplegie mittels Kaliumcitrat [123, 219, 263] oder Acetylcholin [225, 226] und das mit einem Elektroschock induzierte Herzflimmern [144, 329, 330] haben sich gegenüber dem Kältestillstand nicht zu behaupten vermocht.

Bei Normaltemperatur verbraucht das in situ unter Ruhebedingungen schlagende Herz 6,5—10 ml O_2/100 g/min [28, 34, 40, 41, 43]. Der Sauerstoffverbrauch des Herzens ist aber nicht — wie jener des Gehirns — konstant, sondern steigt in Abhängigkeit von verschiedenen Faktoren wie z. B. Schlagvolumen, Blutdruck, Frequenz und Ausschüttung von Catecholaminen bis auf das rund dreifache an [13, 67, 203, 308, 317]. Dabei bleibt die schon normalerweise hohe coronare O_2-Extraktion von 12 bis 14 Vol.-% [40, 42, 66] bei intakten Kranzgefäßen annähernd konstant, da die Coronardurchblutung proportional dem O_2-Bedarf zunimmt.

Nach BING deckt das Herz seinen Energiebedarf zu rund 1/3 mit Kohlenhydraten (Glucose und Lactat je etwa 1/6), zu etwa 2/3 mit Fettsäuren. KEUL [209] kommt in letzter Zeit allerdings auf einen Fettsäureanteil von nur etwa 1/3. Ob die coronare Extraktion von Glucose von der arteriellen Konzentration abhängt [40] oder nicht [35, 36, 210], ist umstritten. Die Milchsäureextraktion des Herzens ist dagegen gesichert vom arteriellen Substratspiegel abhängig, ebenso die normalerweise geringfügige Aufnahme von Pyruvat [35, 42, 210, 220, 253]. Der Milchsäureverbrauch des Herzmuskels hängt außerdem von seiner Arbeitsintensität ab. In Ruhe deckt das Lactat etwa 15% des Energiebedarfs, bei schwerer Muskelarbeit jedoch trägt die vermehrt anfallende Milchsäure bis zu 60% des Umsatzes bei [179, 209, 241].

Wie in Kap. 1 erläutert, gleicht sich der Lactat/Pyruvatquotient im venösen Herzblut dem Gewebsquotienten weitgehend an [161, 162]. Daraus resultiert eine geringfügige Änderung des Quotienten von der arteriellen zur venösen Seite. Bei ausreichender O_2-Versorgung sinkt er in Ruhe zumeist um einen kleinen Betrag [161, 162,

195, 220], ebenso während Muskelarbeit [*210*]. HUCKABEE [*195*] findet dementsprechend unter basalen Bedingungen am Hund eine mittlere anaerobe Stoffwechselrate des Herzens von $-0,9 \pm 1,4\%$. Nach WENDT [*374*], KEUL [*210, 211*] und eigenen Befunden [*253*] kann das $\Delta L/P$ von arterieller zu coronarvenöser Seite gelegentlich in Situationen positiv sein, in denen keine Anhaltspunkte für eine ungenügende Sauerstoffversorgung des Herzmuskels vorhanden sind. Ob dieser Befund als Catecholaminwirkung [*374*] oder sonst als sauerstoffunabhängige Veränderung der Enzymkinetik [*210, 211*] zu erklären ist, läßt sich derzeit nicht entscheiden. KEUL [*209, 211*] veranschlagt den Anteil des anaeroben Herzstoffwechsels am Gesamtumsatz zu 2%. Wir selbst fanden bei der extracorporalen Perfusion in Normothermie am schlagenden, keine Kreislaufarbeit leistenden Hundeherzen eine anaerobe Stoffwechselrate [*195*] von $-0,6 \pm 2,9\%$ (N = 48), am arbeitenden Herzen des thorakotomierten Tieres $1,8 \pm 0,7\%$ (N = 56, s. auch [*253*]).

Den direktesten Einblick in den Energiehaushalt des Herzens vermitteln die Gewebsgehalte verschiedener Metabolite, namentlich der energiereichen Phosphate. Ihre Bestimmung setzt Narkose, einen operativen Zugang zum Herzen und die Gewebsentnahme mittels „Frierstop" [*385*] voraus, sie läßt sich somit nicht unter streng physiologischen Bedingungen durchführen. Die unter diesen Kautelen gefundenen stationären Metabolitgehalte betragen nach übereinstimmenden Angaben verschiedener Autoren [*68, 196, 197, 215, 228, 229, 230, 231, 232, 274, 354*]:

Kreatinphosphat (KP):	5—8	µM/g Gewebe
ATP	4—5	"
ADP	0,5—1,0	"
AMP	0,1—0,5	"
Glykogen	20—50	"
Lactat	2—3,5	"
Pyruvat	0,02—0,05	"

Als „Energiekontrolle" bezeichnet man die Fähigkeit des Gewebes, seinen Gehalt an ATP konstant zu halten. Dafür ist das Verhältnis von ATP zu $ADP + (PO_4)^{3-}$ bestimmend [*231*]. Nach BÜCHER [*75*] gilt:

$$ATP \xrightleftharpoons[\text{energieliefernde Prozesse}]{\text{energieverbrauchende Prozesse}} ADP + PO_4 \, .$$

Die erste Voraussetzung für das Gleichgewicht in diesem System ist eine ausreichende Sauerstoffzufuhr.

Eine ungenügende O_2-Versorgung des Herzens bewirkt zunächst, daß die Coronardurchblutung bis auf rund das 4fache des Ruhewertes [67] ansteigt. Solange dieser Kompensationsmechanismus ausreicht, bleiben die coronarvenösen Sauerstoffwerte konstant; genügt er nicht mehr, fallen sie ab. Die kritische venöse Sauerstoffsättigung bzw. der Partialdruck sind daran zu erkennen, daß das Herz im Bestreben, seinen Energiebedarf zu decken, den anaeroben Stoffwechsel vermehrt einsetzt. Diesen Punkt können wir mittels Blutanalysen von Lactat und Pyruvat erfassen (vgl. Kap. 1).

BRETSCHNEIDER u. Mitarb. [69] definierten die kritische Sauerstoffsättigung des coronarvenösen Blutes durch den Umschlag von Lactataufnahme zu -abgabe durch den Herzmuskel. In Hypoxieversuchen fanden sie bei einem mittleren coronarvenösen O_2-Gehalt von $2,63 \pm 0,25$ Vol.-% noch eine Aufnahme, dagegen bei $0,51 \pm 0,17$ Vol.-% eine Abgabe von Lactat. Demnach wäre die kritische O_2-Sättigung 6 bis 7%, entsprechend einem pO_2 von 4—5 mm Hg. SHEA [333] findet in Versuchen mit dosierter Coronarperfusion den Umschlagspunkt der Lactatbilanz bei einem pO_2 von 9 mm Hg. Das gleiche Kriterium ergab in Arbeitsversuchen am Hund einen kritischen pO_2 unterhalb 7 mm Hg [241, 324]. HACKEL, GOODALE u. KLEINERMAN [165] finden in Hypoxieversuchen bei einem coronarvenösen O_2-Gehalt von $1,0 \pm 0,3$ Vol.-% eine Aufnahme von Lactat und Pyruvat durch den Herzmuskel, bei 0,7 Vol.-% dagegen Abgabe von Lactat bei gleichzeitiger Aufnahme von Pyruvat. Aus den Originalwerten dieser Arbeit errechnet sich ein arterieller und coronarvenöser L/P-Quotient von 7,41 und 5,80 unter den Ausgangsbedingungen und von 15,26 und 15,11 bei einem coronarvenösen O_2-Gehalt von $1,0 \pm 0,3$ Vol.-%. Die bereits zitierten, auf Messung nur der Lactatbilanz beruhenden Schlußfolgerungen würden somit durch das wahrscheinlich strengere Kriterium des L/P-Quotienten bestätigt. Im Gegensatz hierzu fand jedoch HUCKABEE [195], daß die Lactatextraktion des Herzens relativ zur Pyruvatextraktion bereits bei geringerer arterieller und coronarvenöser Entsättigung zurückging. Der L/P-Quotient stieg damit auf der venösen Seite an, und mit der excess-lactate-Methode errechnete er eine Zunahme der anaeroben Stoffwechselrate des Herzens, bevor der Umschlagspunkt der Lactatbilanz erreicht wurde. Die Interpretation dieses Befundes, den auch wir in früheren

Mitteilungen über die O_2-Versorgung in Hypothermie zitiert haben [254, 255], hat namentlich OLSON [282] angezweifelt. Wir haben daher die Verhältnisse in normothermer Hypoxie (vgl. Kap. 1, Abb. 1 und 2) überprüft. Mit BRETSCHNEIDER [69], SHEA [333], HACKEL [165] und LOCHNER [241] übereinstimmend, aber im Gegensatz zu HUCKAEE [195], fanden wir in 10 Versuchen an narkotisierten, thorakotomierten und künstlich beatmeten Hunden eine gesicherte Zunahme des anaeroben Herzstoffwechsels erst bei sehr hochgradiger Hypoxämie. Das Ergebnis war mit der Lactatumkehr allein und mit dem Lactat/Pyruvat-Quotienten gleich, die kritischen coronarvenösen Sauerstoffwerte betrugen: 7% Sättigung, pO_2 10 mm Hg, O_2-Gehalt 1,7 Vol.-%. Im arteriellen Blut waren die korrespondierenden Größen 19%, 21 mm Hg und 4,4 Vol.-%.

Die Veränderungen der Metabolite im Herzmuskel bei der Hypoxie sind vor allem bei vollständiger Unterbrechung des Coronarkreislaufs von den gleichen Forschern untersucht worden, die die bereits zitierten Normalwerte festgelegt haben. Dank ihren Arbeiten sind heute die biochemischen Äquivalente der besonders von SCHNEIDER [322, 323] und seiner Schule ausgearbeiteten Zeitspannen bekannt, die die Funktionsstörungen des Herzmuskels nach plötzlicher, totaler Ischämie kennzeichnen: Latenzzeit, Funktionserhaltungszeit und Wiederbelebungszeit.

Die Latenzzeit entspricht der Dauer des noch ungestörten aeroben Stoffwechsels [68]. Der O_2-Verbrauch pro Kontraktion ist rund 0,1 ml/100 g Gewebe und die „Sauerstoffreserve" des Herzmuskels von 0,8 Vol.-% [285] reicht daher nur für wenige Schläge aus. Der Beginn der zweiten Phase, der Funktionserhaltungszeit, ist durch den Anstieg der Glykolyse gekennzeichnet. Da der anaerobe Stoffwechsel den stationären Zustand nicht aufrechtzuerhalten vermag [68, 197, 223], geht diese zweite Phase zwangsläufig mit einer Gehaltsabnahme der energiereichen Phosphate einher. Als erster sinkt der Gewebsgehalt an Kreatinphosphat, und zwar bei Normaltemperatur innert 2 bis 3 min auf einen kritischen Wert von rund 2 µM/g Gewebe. Nach 6 bis 7 min ist kein KP mehr nachzuweisen. Wie FLECKENSTEIN (Übersicht bei [130]) und sein Arbeitskreis zeigen konnten, ist dieser „Zusammenbruch der Kreatinphosphat-Fraktion" aufs engste mit dem akuten Tonusverlust des Herzmuskels verknüpft, der bei der Hypoxie eintritt. Setzt die O_2-Zufuhr rechtzeitig ein, gehen umgekehrt Retablierung der KP-Depots und Wiedergewinn des Herzmuskeltonus stets parallel. Die Zeitspanne, innert der das Kreatinphosphat bis auf kritische Werte abnimmt, korreliert mit der Funktionserhaltungszeit, die man auch als maximale Funktionzeit oder Lähmungszeit bezeichnen kann. Gegen Ende dieser Periode setzt der Abfall des ATP ein, das etwa 10 Minuten nach Beginn der Ischämie auf rund die halbe Ausgangsmenge abgenommen hat. Gleichzeitig steigen die Gewebsgehalte von ADP, AMP und anorganischem Phosphat an, übereinstimmend mit dem von BÜCHER [75] entworfenen Bild des ATP-Systems (vgl. S. 49). Die „Halbwertszeit" des ATP von etwa 10 min entspricht wahrscheinlich der Grenze der Wiederbelebungszeit, d. h. der maximalen Zeitspanne, innert der eine Wiederbelebung mit vollständiger funktioneller Erholung möglich ist [68]. Die Zeitspanne jedoch, nach der das ischämische Herz ohne „Erholungslatenz" die volle Kreislaufarbeit sofort wieder zu übernehmen vermag (die „maximal tolerierbare Ischämiezeit mit Sofortsuffizienz auf Dauer" nach SCHLOSSER [319, 320]) ist bei 37° nur etwa 4 min und entspricht nach BRETSCHNEIDER [68] einer Reduktion des ATP-Gehaltes von 15% bis höchstens 25%.

Die Metabolite des glykolytischen Systems zeigen während der Ischämie gleichsinnige Änderungen. Die Milchsäure steigt rapid an, vom normalen Wert um 2,5 µM/g Gewebe innert 4 min auf etwa 13 µM/g, hernach von der 4. bis zur 10. min nach Beginn der Ischämie um etwa 1,2 µM/g/min [215, 231, 354]. Der Myokardgehalt an Pyruvat ändert sich dagegen kaum: bei einem Ausgangswert um 0,05 µM/g Gewebe findet man nach 10minütiger Ischämie 0,06 µM/g. Da die reduzierte Komponente somit stark, die oxydierte aber kaum zunimmt, wird das Redoxpotential des Lactat/Pyruvat-Systems immer stärker negativ. Wie in Kap. 1 erwähnt, fand die Arbeitsgruppe von LAMPRECHT [231, 232] unter diesen Bedingungen eine fast vollständige Übereinstimmung der Potentiale des L/P- und des DPNH/DPN-Systems. Das ATP erreicht das für eine Wiederbelebung des Herzens kritische Niveau zu einem Zeitpunkt, in dem die Glykogenvorräte des Myokards höchstens zur Hälfte erschöpft sind. Die energiereichen Phosphate bilden daher den Engpaß [68], obschon die Energiereserven im Glykogen rund zehnmal höher sind [66].

Der erkrankte oder chronisch überlastete Herzmuskel, mit dem sich der Chirurg bei der Korrektur von Herzfehlern in der Regel zu befassen hat, verfügt nun aber über kleinere Energiereserven als das gesunde Myokard, an dem die bisher dargestellten Befunde erhoben wurden. Bei experimenteller Hypertrophie des Rattenherzens liegen die stationären Gewebsgehalte an Kreatinphosphat und ATP um 50% bzw. 10—15% unterhalb der Norm [118, 270]. WOLLENBERGER [384] fand den KP-Gehalt im hypertrophierten, nicht insuffizienten Hundeherzen um 20% erniedrigt. Belastet man das Herzlungenpräparat des Meerschweinchens mit steigender Druck- oder Volumenarbeit [181, 273], so sinkt das Kreatinphosphat kontinuierlich ab. Gleichzeitig ändern sich die Aktivitäten verschiedener Enzyme des Kohlenhydratabbaus im Myokard immer mehr im Sinne der gesteigerten Glykolyse. Die Zelle verliert Kalium und nimmt Natrium und Wasser auf. Tritt eine manifeste Insuffizienz auf, geht auch der ATP-Gehalt zurück. Nach WOLLENBERGER [384] dürfte die Atmungs- und Phosphorylierungskapazität des hypertrophierten linken Ventrikels um rund 50% reduziert sein. Die bereits unter Ruhebedingungen verschlechterte Energetik des vorgeschädigten Herzens läßt erwarten, daß die experimentellen Studien verschiedener Formen der Kardioplegie optimale Verhältnisse widerspiegeln, die in der Klinik nur selten vorliegen.

Wird die normale Herztätigkeit mit einem Elektroschock in ein Flimmern umgewandelt, so sinkt der Sauerstoffverbrauch des Herzens höchstens auf die Hälfte der Norm [28, 261, 329, 349]. Das stillgelegte Herz beansprucht 20 bis 30% seines normalen O_2-Konsums [38, 40, 89, 261, 380]. BING [38, 40] sah keine Unterschiede zwischen dem leerschlagenden, dem flimmernden und dem stillgelegten Herzen. Nach BERNHARD [34], GREENBERG [155] und HOFFMEISTER [183] nimmt jedoch der O_2-Verbrauch vom flimmernden über das leerschlagende bis zum chemisch stillgelegten Herzen ab: Normalverbrauch 6,5—9 ml O_2/100 g/min, Flimmern 4—5 ml, leerschlagendes Herz 3,9—4 ml, Kalium-Citrat-Stillstand 1,2—2,2 ml/100 g/min. HOFFMEISTER findet für das leerschlagende Herz eine lineare Beziehung zwischen Frequenz und O_2-Verbrauch. Extrapoliert man zur Frequenz Null, erhält man den Sauerstoffverbrauch des stillgelegten Herzens. Eine kritische Sichtung der Befunde haben CLOWES [90] und BRETSCHNEIDER [68] vorgenommen.

Da der Wirkstoff bei der chemisch induzierten Kardioplegie nach Freigabe des Coronarkreislaufs weggespült wird und die Herztätigkeit damit wieder in Gang kommt, lassen sich die Substratextraktionen nicht prüfen.

Bei dem mit einer Anoxie oder Kaliumcitrat herbeigeführten Herzstillstand finden BENSON [26], BURDETTE [83] und HALL [167] erwartungsgemäß, daß der Myokardgehalt an Kreatinphosphat und ATP abnimmt. Diese Autoren haben entweder isolierte, z. T. flimmernde Herzen [83] oder aber relativ unspezifische Analysenmethoden verwendet. Methodisch einwandfreie Untersuchungen von Gott [152], Hölscher [163, 187] und Merguet [266] lieferten jedoch gleiche Ergebnisse. Die Gewebsgehalte an energiereichen Phosphaten verändern sich während eines Citratstillstandes von 12 bis 20 min Dauer gleichsinnig, wenn auch weniger stark als beim anoxischen Stillstand.

Ein Sauerstoffmangel des Herzmuskels ist bei beiden Stillstandsformen somit obligat. Er läßt sich auch hämodynamisch mit Hilfe von „Ventrikelfunktionskurven" nach Sarnoff u. Berglund [316] erfassen. Trägt man vor und nach einem induzierten Herzstillstand in ein Koordinatensystem die Arbeitsleistung der rechten und der linken Kammer gegen den Füllungsdruck des dazugehörigen Vorhofes ein, so findet man nach einem anoxischen oder mit Citrat erzeugten Stillstand von einiger Dauer eine stark verschlechterte Leistungsfähigkeit vor allem des linken Ventrikels [349, 373, 378]. Dem Arbeitskreis von Meessen verdanken wir sorgfältige elektronenmikroskopische Studien [245, 262, 298], die das morphologische Korrelat der biochemisch und hämodynamisch nachweisbaren Herzmuskelschäden beim anoxischen und durch Citrat erzeugten Herzstillstand liefern. Diese Methoden, die vor einem knappen Dezennium einen bedeutenden Fortschritt in der Herzchirurgie darstellten, werden ihres hohen Risikos wegen heute kaum mehr verwendet.

Morphologisch [84, 188, 262, 288, 298, 315, 327, 346] wie hämodynamisch [32, 328, 378, 379] lassen sich nach einem hypothermen Herzstillstand ebenfalls Schädigungen des Myokards nachweisen, die aber bei gleich langer Unterbrechung des Coronarkreislaufes wesentlich geringer sind. Die Grenze der tolerierbaren Ischämiezeit wird auch hier durch den Sauerstoffbedarf des Herzmuskels diktiert.

Der Sauerstoffverbrauch auch des Herzens geht bei sinkender Temperatur zurück. Er fällt jedoch nicht so stark wie für den Gesamtkörper [40, 122, 201, 360]. Nach Thauer u. Brendel [353] beträgt die Differenz auf die gleiche Temperatur bezogen 5—10%. Der Q_{10} des Herzens ist zwischen 34 und 24° nur 1,5, zwischen 24 und 14° 1,7 und zwischen 14 und 4° 1,8 [9, 199, 240]. Daraus ergibt sich für den Bereich von 34° zu 4° C ein Q_{30} von 4,6 anstelle des theoretischen Wertes von 8. In Übereinstimmung mit Thauer u. Brendel [353] würde demnach der O_2-Verbrauch des Herzens nicht bis auf rund 12% sondern auf etwa 22% der Norm zurückgehen.

BRETSCHNEIDER [68] folgerte aus diesen Befunden, daß der hypotherme Herzstillstand in der bisher verwendeten Form nicht zu echten Ruhebedingungen für das Myokard führt. Die Ursache sah er in dem persistierenden Flimmern, das wiederum mit der kältebedingten Depolarisation der Zellmembran zusammenhängen dürfte. Demnach schien es zweckmäßig, die Membran mittels extracellulärem Natriumentzug und Novocainapplikation zu stabilisieren. Für seine Versuche verwendete er zur Perfusion der Kranzgefäße eine Lösung mit 5% Mannitol, 0,3% Novocain, 0,1% Glucose und 0,04% KCl. BONHOEFFER und STANDFUSS [54] konnten zeigen, daß der O_2-Verbrauch des mit dieser Lösung perfundierten Hundeherzens über die bloße Temperaturwirkung hinaus wesentlich gesenkt werden kann, und zwar auf nur 0,2 bzw. 0,1 ml/100 g/min bei 15 und 5° C. Dieser Wert ist etwa zehnmal kleiner als der von BERNHARD [34] bei 11,6° C ermittelte O_2-Verbrauch des bloß unterkühlten Herzens von 1,6 ml pro 100 g/min. Die Erwartung, daß mit einem solchen hypothermen Herzstillstand mit Membranstabilisierung die bisherige Methode der bloßen Unterkühlung noch wesentlich verbessert werden kann, scheinen die in Tab. 6 (S. 64) zusammengefaßten vorläufigen klinischen Erfahrungen zu bestätigen.

Mit der bisherigen „reinen" Temperatursenkung bleibt die coronare Sauerstoffextraktion bei Oberflächenkühlung bis auf etwa 20° C praktisch konstant [122, 201, 292, 360], da O_2-Verbrauch und Coronardurchblutung proportional abnehmen. Bei der extracorporalen Auskühlung mit hohem flow dagegen wird die O_2-Extraktion auch des Herzens immer kleiner und verschwindet zuletzt fast vollständig [4, 147]. Wie im venösen Blut der Cavagebiete (Kap. 4) oder des Gehirns (Kap. 6) findet man jedoch auch im coronarvenösen Blut nach Freigabe des Kreislaufs den für das angelaufene Sauerstoffdefizit charakteristischen Sättigungssprung. Nach 30 min Stillstand bei 10 bis 14° C kann die coronare O_2-Extraktion sogar den normothermen Ausgangswert wesentlich übertreffen [4].

Über die Substratextraktionen beim hypothermen Herzstillstand liegen nur wenige Angaben vor. EDWARDS [122] fand bei Oberflächenkühlung bis zu 26—27° C einen reduzierten Glucoseverbrauch des Herzmuskels, aber keine systematischen Änderungen für Lactat und Pyruvat. BERNHARD [31] stellte nach einem Stillstand bei 10° C einen

Lactatanstieg im venösen Herzblut fest. RHEINLANDER und WALLACE [306] haben während eines halbstündigen Herzstillstandes bei 10° C einen herabgesetzten Verbrauch von Glucose, Lactat und Pyruvat gefunden. Eine Berechnung der verschiedenen Parameter des anaeroben Stoffwechsels ist aus ihren Daten leider nicht möglich, da sie nur die arteriellen Blutwerte veröffentlichten. Aus neueren Untersuchungen von GEHL und VOSS [137] geht hervor, daß sich während einer 30minutigen Unterbrechung der Coronarperfusion bei 5 bis 10° C erhebliche Mengen Milchsäure im Herzmuskel anstauen, die nach Freigabe des Kreislaufes ausgeschwemmt werden. Die nach der Rezirkulation im venösen Herzblut nachweisbare Menge Milchsäure werde jedoch damit nicht allein erklärt, sondern es müsse trotz ausreichender Zufuhr von Sauerstoff noch während 30 bis 60 min eine erhebliche Glykolyse im Myokard vorliegen.

In den eigenen Untersuchungen haben wir die Sauerstoffversorgung des Herzens in tiefer Hypothermie mit den gleichen Methoden untersucht, wie sie für den Gesamtkörper (Kap. 4) und das Gehirn (Kap. 6) zur Anwendung kamen.

Die arteriellen Blutwerte erhielten wir aus der A. femoralis, die venösen aus einem durch das rechte Herzohr in den Vorhof eingeführten dünnen Katheter. Nachdem der vollständige by-pass des Herzens durch Anziehen der Schlingen um beide Cavakatheter erstellt war, erhielten wir so das aus dem Sinus coronarius in den rechten Vorhof einströmende venöse Herzblut.

In 12 Kontrollversuchen mit einer 3stündigen normothermen Perfusion mit einem flow von 100 ml/kg/min, normalem Blutdruck und einer arteriellen O_2-Sättigung nicht unter 98% waren keine Abweichungen des Lactat/Pyruvat-Systems von der Norm festzustellen. Bereits bei der bloßen Auskühlung auf 20° oder 10° C mit dem gleichen Perfusionsvolumen stellten sich aber Veränderungen ein, die in der Abb. 13 (vgl. Abb. 7) wiedergegeben sind.

Die oben in der Abbildung dargestellten arteriellen und coronarvenösen O_2-Sättigungen vermitteln das bei der tiefen Perfusionshypothermie geläufige Bild. Die coronare O_2-Extraktion erreichte nach der Wiedererwärmung den Ausgangswert nicht wieder. Die gleiche Differenz zwischen Beginn und Ende der 3stündigen Perfusion fanden wir aber auch in der normothermen Kontrollserie; der Befund steht daher wohl eher mit dem Wegfall der äußeren Herzarbeit denn mit der Unterkühlung an sich in Zusammenhang. Wahrscheinlich entspricht er dem von LOCHNER und seiner Arbeitsgruppe [*9, 199, 272*] gefundenen zeitlichen Gang des O_2-Verbrauches stillgelegter isolierter Herzen im Temperaturbereich zwischen 34 und 4° C.

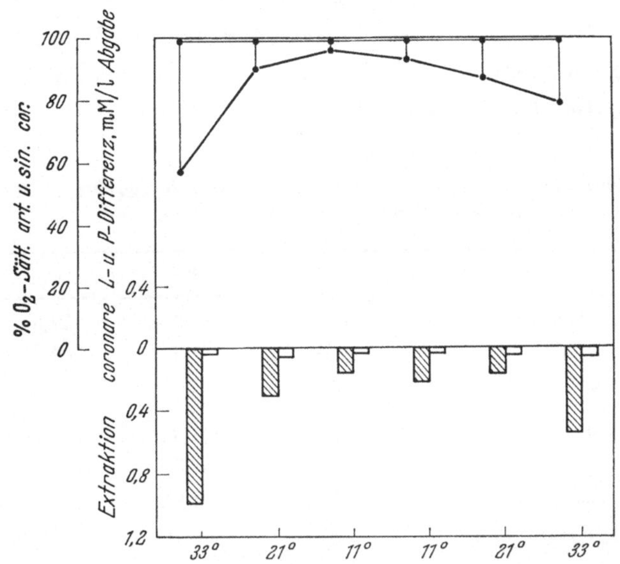

Abb. 13. Lactat- und Pyruvatextraktion des Herzens in mM/l bei Auskühlung und Wiedererwärmung ohne Kreislaufstillstand. Oben arterielle und coronarvenöse O_2-Sättigung mit Sättigungsdifferenzen. Mittelwerte aus 24 Versuchen

Bei konstanter coronarer Extraktion von Pyruvat geht die Lactatextraktion mit fallender Temperatur zurück, um bei der Erwärmung wieder anzusteigen. Bei einem knappen Drittel (22/72) der einzelnen a-v Differenzen fand sich eine eigentliche „Lactatumkehr". Die L/P-Quotienten, die Redoxpotentiale E_h und deren a-c Differenzen $\Delta L/P$ und ΔE_h sowie die coronare Bildung von excess lactate in mM/l bei 33, 21 und 11° C zeigt die Tabelle 3.

Alle Meßgrößen differieren bei 21 und 11° gesichert ($p < 0,001$) von den normothermen Kontrollwerten, dagegen fanden sich für die korrespondierenden Temperaturen keine Unterschiede zwischen Auskühlung und Wiedererwärmung. Nach dem gesamten Befund verschiebt sich im unterkühlten Herzmuskel trotz erhaltener Perfusion der Kranzgefäße und sehr hoher coronarvenöser O_2-Sättigung der intracelluläre Quotient DPNH/DPN zugunsten der reduzierten Komponente. Nach den im ersten Kapitel entwickelten Vorstellungen würde demnach eine Hypoxydose mit gestörter Funktion der Atmungs-

kette vorliegen, die wir zunächst [254,255] als Sauerstoffmangel inter-
pretiert haben. Wie wir heute wissen, ist jedoch zumindest in Normothermie ein ähnlicher Befund in Situationen zu erheben, in denen ein
Sauerstoffmangel weder nachzuweisen noch anzunehmen ist [209 bis
211, 253, 374]. Auch konnten wir bei normothermer Hypoxämie (vgl.
S. 51) die Annahme von HUCKABEE [195] nicht bestätigen, das L/P-
System würde einen O_2-Mangel des Herzens anzeigen, bevor die

Tabelle 3. *Verhalten des Lactat/Pyruvat-Systems am Herzen bei Auskühlung und Wiedererwärmung ohne Kreislaufstillstand*

		33°	21°	11°
Lactat/Pyruvat	art.	17,3	23,2	29,6
	cor.	17,0	26,8	33,2
ΔL/P a—c		—0,3	+3,6 *	+3,6 *
E_h (mV)	art.	—242,01	—245,90	—249,16
	cor.	—241,78	—247,83	—250,71
ΔE_h a—c		+0,33	—1,92 *	—1,55 *
excess lactate, mM/l		—0,146	+0,855	+0,925

* $= p < 0,001$ für Diff. v. Kontrolle.

Lactatumkehr erscheint. Sehen wir von der vorläufig hypothetischen
Möglichkeit einer intracellulären Störung der Sauerstoffverwertung
ab, erscheint daher eine nicht-hypoxische, am ehesten „dysenzymatische" Hypoxydose des Herzmuskels plausibler*. In beiden Fällen
würde die Annahme von BRETSCHNEIDER [68] bestätigt, nach der eine
konventionelle Unterkühlung des Herzens ohne Membranstabilisierung keine echten Ruhebedingungen des Myokards herbeiführt.

---

* Kürzlich hat die Arbeitsgruppe von BRETSCHNEIDER [KÜBLER, W., H. J.
BRETSCHNEIDER, W. VOSS, H. GEHL, F. WENTHE u. J. L. COLAS: Über die Milch-
säure- und Brenztraubensäurepermeation aus dem hypothermen Myokard. Pflügers
Arch. 287, 203 (1966)] in einer eleganten Studie gezeigt, daß diese Annahme fraglich ist. Nach ihren Befunden folgt die Lactatpermeation durch die Herzmuskel-
membran nicht den Gesetzen einer freien Diffusion, sondern der Membranwider-
stand ist für die Permeation der Milchsäure erheblich höher als für jene der Brenztraubensäure. Wenn das excess lactate im venösen Coronarblut unter aeroben Bedingungen in tiefer Hypothermie zunimmt [252, 254, 255], so dürfe daraus in dieser Situation nicht auf eine aerobe Glykolyse geschlossen werden. Ursache des Befundes dürfte vielmehr die relativ stärkere Behinderung der Lactataufnahme gegenüber der Pyruvataufnahme durch die Unterkühlung sein.

Beim hypothermen Kreislaufstillstand ist die Situation eindeutiger. Die Bestimmung der coronaren Extraktionen von Sauerstoff, Lactat und Pyruvat im imitierten Kreislaufstop nach VAN DE WOESTIJNE [*364, 365*] führte zu den in den Abb. 14 und 15 dargestellten Ergebnissen.

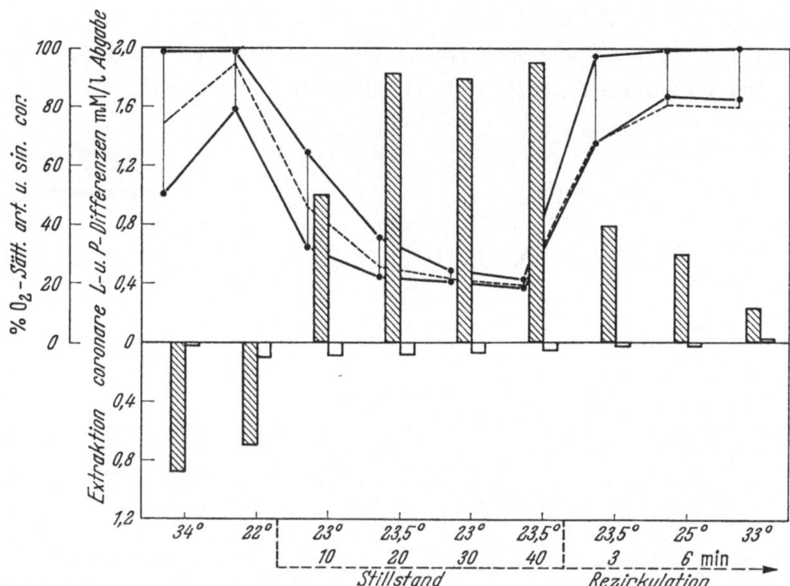

Abb. 14. Extraktion bzw. Abgabe von Lactat und Pyruvat durch das Herz vor, während und nach einem 40minutigen Kreislaufstillstand bei 23° C. Zusätzlich arterielle und coronarvenöse O₂-Sättigung mit Sättigungsdifferenzen (ausgezogene Linien). Zum Vergleich die venöse O₂-Sättigung im Cavagebiet (gestrichelte Linie). Mittelwerte aus 12 Versuchen

Die coronarvenösen Sättigungskurven verlaufen grundsätzlich ähnwie jene der Cavagebiete und des Gehirns (Abb. 9, 10 und 12). Mit gestrichelten Linien haben wir zum Vergleich die venösen Sättigungskurven der Cavagebiete mit aufgezeichnet. Das Herz behält trotz der fehlenden äußeren Arbeit und einer stark verlangsamten Schlagfolge (5 Versuche) bzw. eines Flimmerns (19 Versuche) eine wesentlich höhere O₂-Extraktion als die Cavagebiete bei. Der Sättigungssprung nach Freigabe des Kreislaufs ist auch im coronarvenösen Blut zu sehen. Die kleinere O₂-Extraktion des Herzens am Ende der Versuchsperiode ist gleich wie bei der normothermen Perfusion und bei Unterkühlung ohne Stillstand.

Die coronare Lactatextraktion geht — wie in Abb. 13 — bei der Auskühlung mit hohem flow zurück, besonders bei 13° C. Während des Stillstandes bei 23° C tritt bereits nach 10 min eine „Lactatumkehr" auf, die in der Folge immer ausgesprochener wird. Noch am Ende der Wiedererwärmung, d. h. etwa eine halbe Stunde nach Freigabe des Kreislaufes, gibt das Herz wie in den Versuchen von GEHL u. Voss [137] Milchsäure an das Blut ab, gleichzeitig ist hier eine geringe Pyruvatabgabe zu verzeichnen. Die Brenztraubensäure wird im übrigen während der ganzen Versuchsdauer extrahiert.

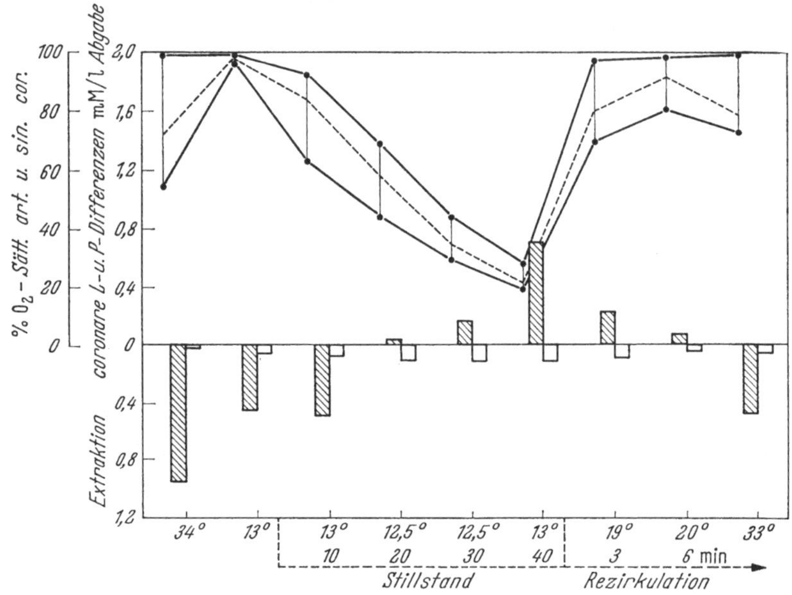

Abb. 15. Wie Abb. 14 für den Kreislaufstillstand bei 13° C

Die Veränderungen sind während des Stillstandes bei 13° C weit weniger ausgesprochen. Erst nach 30 min ist die Lactatabgabe durch den Herzmuskel an das Blut nennenswert, nach 40 min allerdings erheblich. Sie bleibt noch kurze Zeit nach der Rezirkulation nachweisbar, bei 33° C nimmt das Myokard aber wieder Milchsäure aus dem Blut auf. Eine Pyruvatabgabe ist im Mittel nirgends zu verzeichnen.

Betrachten wir die Veränderungen im Lactat/Pyruvat-System, so sind sie während des Stillstandes deutlich ausgesprochener als die bereits für die bloße Auskühlung und Wiedererwärmung diskutierten. Sie lassen aber den Unterschied zwischen beiden Stillstandstemperaturen weniger deutlich zutage treten als die Lactatumkehr, wohl wegen der Überlagerung durch die — angenommene — kühlungsbedingte nicht-hypoxische Hypoxydose. Die Tabellen 4 und 5 zeigen die Veränderungen bei 23° und 13° C.

Für die Klinik ist aus diesen Befunden zu folgern, daß auch bei der Unterkühlung auf gut 10° C das gesunde Herz nach längstens 30 min einen Sauerstoffmangel erleiden wird. Wie erinnerlich, war eine solche hypoxische Hypoxydose der Cavagebiete unter identischen Bedingungen nicht nachweisbar. Für eine hypertrophierte linke Kammer dürfte die Situation bei der in unseren Versuchen nicht vorhandenen vollständigen Unterbrechung des Coronarkreislaufes bereits früher kritisch werden, und ihre schlechtere energetische Ausgangslage wird die Auswirkungen des Sauerstoffmangels noch verstärken.

Die Metabolitveränderungen im Herzmuskel während eines Kältestillstandes bestätigen die Interpretation der Blutanalysen. Das Kreatinphosphat und das ATP nehmen ab; ADP, AMP und Milchsäure steigen an [68, 152, 187, 197, 223, 266]. Die Veränderungen sind im Vergleich zur Normaltemperatur um so weniger ausgeprägt, je tiefer die Stillstandstemperatur ist. Wie die auch bei 10° C festzustellende Gehaltsabnahme der energiereichen Phosphate beweist, vermag die Glykolyse jedoch auch in diesem Temperaturbereich den reduzierten Energiebedarf des Myokards nicht zu decken. Je höher die Glykolyserate ist, desto schneller nimmt das Energiedefizit zu [68, 223]. Unterbricht man den Coronarkreislauf, so sinkt nach BRETSCHNEIDER [68] das Kreatinphosphat im Herzmuskel bei 15° C innert 10 min auf den vermutlich kritischen Wert von 2 µM/g Gewebe, bei 5° C nach 30 min. In unseren Versuchen mit der etwas günstigeren, nicht vollständigen Unterbrechung des Coronarkreislaufs war bei 13° C eine signifikante Glykolyse nach 30 min nachweisbar. Führt man jedoch die Unterkühlung bei stabilisierter Zellmembran durch, so verlängern sich die Zeitspannen bis zum eingetretenen kritischen Abfall des Phosphokreatins auf 120 min bei 15° und (extrapoliert) 230 min bei 5° C [68]. Dieser Grenzkonzentration des KP entspricht ein ATP-Gehalt von etwa 85% des Ausgangswertes, der wiederum eine störungsfreie Wiederbelebung gewährleisten dürfte. So gemessen würde die tolerierbare Ischämiezeit bei vorgängiger Perfusion der Kranzgefäße mit der von BRETSCHNEIDER angegebenen Lösung um das 7—10fache verlängert. Dieser Zeitgewinn muß vor allem bei Eingriffen am vorgeschädigten Herzen (Aortenfehler!) mit ihrem um 20 bis 50% reduzierten „Nor-

Tabelle 4 (vgl. Abb. 14). *Verhalten des Lactat/Pyruvat-Systems am Herzen beim Kreislaufstillstand während 40 Minuten bei 23° C*

		34°	22°	23°	23,5°	23°	23,5°	23,5°	25°	33°
Lactat/Pyruvat	art.	19,3	23,5	26,8	31,3	38,9	44,1	39,3	35,5	21,7
	cor.	16,8	29,2	40,4	47,7	56,4	58,3	45,8	39,8	21,2
ΔL/P a—c		−2,5	+5,7 *	+13,6 *	+16,4 *	+17,5 *	+14,2 *	+6,5 *	+4,3 *	−0,5
E_h (mV)	art.	−243,45	−246,08	−247,86	−249,91	−252,82	−254,49	−252,95	−251,58	−245,02
	cor.	−241,61	−248,94	−253,33	−255,53	−257,75	−258,22	−254,99	−253,11	−244,70
ΔE_h a—c		+1,84	−2,86 *	−5,47 *	−5,62 *	−4,93 *	−3,73 *	−2,04 *	−1,53 *	+0,32
excess lactate, mM/l		−0,900	+1,815	+3,517	+4,014	+4,234	+3,547	+1,830	+1,500	−0,280

* = $p < 0,001$ für Diff. v. Kontrolle.

Tabelle 5 (vgl. Abb. 15). *Verhalten des Lactat/Pyruvat-Systems am Herzen beim Kreislaufstillstand während 40 Minuten bei 13° C*

		34°	13°	13°	12,5°	12,5°	13°	19°	20°	33°
Lactat/Pyruvat	art.	19,1	31,3	31,6	31,6	32,7	32,9	33,2	32,3	20,0
	cor.	18,2	35,4	39,0	45,1	48,9	49,9	45,2	37,9	21,4
ΔL/P a—c		−0,9	+4,1 *	+7,4 *	+13,5 *	+16,2 *	+17,0 *	+12,0 *	+5,6 *	+1,4
E_h (mV)	art	−243,31	−249,41	−250,02	−250,01	−250,49	−250,58	−250,70	−250,32	−243,93
	cor.	−242,70	−251,54	−252,85	−254,80	−255,85	−256,14	−254,82	−252,48	−244,84
ΔE_h a—c		+0,61	−2,13 *	−2,83 *	−4,79 *	−5,36 *	−5,56 *	−4,12 *	−2,16 *	−0,91
excess lactate, mM/l		−0,300	1,408	1,987	3,253	4,025	4,095	3,000	1,720	0,100

* = $p < 0,001$ für Diff. v. Kontrolle.

malgehalt" an Phosphokreatin [*118, 270, 384*] von hohem Nutzen sein können.

Aus unseren Versuchen wie aus den Untersuchungen der Bretschneiderschen Arbeitsgruppe ging eindeutig hervor, daß auch bei einer Herztemperatur um 10° C ein einigermaßen kompliziertes Aortenvitium nicht korrigiert werden kann, ohne daß der Herzmuskel einen Sauerstoffmangel erleidet. Diese Tatsache veranlaßte die von T. SØNDERGAARD und A. SENN geleitete herzchirurgische Arbeitsgemeinschaft der Kliniken in Aarhus, Dänemark, und Bern, Schweiz, dazu, den von BRETSCHNEIDER konzipierten hypothermen Herzstillstand mit Membranstabilisierung in die Klinik einzuführen. In die abgeklemmte Aortenwurzel werden rund 100 ml der auf 5 bis 10° gekühlten speziellen Perfusionslösung infundiert, deren Zusammensetzung an dieser Stelle rekapituliert sei: 5% Mannitol, 0,3% Novocain, 0,1% Glucose und 0,04% KCl. Es resultiert ein vollständiger diastolischer Herzstillstand. Der Herzmuskel ist schlaff und daher besonders empfindlich gegen eine allfällige Überdehnung, die streng zu vermeiden ist. Nach Freigabe des Coronarkreislaufs wird das zuerst auf die rechte Herzseite einströmende venöse Coronarblut mit dem gewöhnlichen Sauger entfernt, kommt also nicht in die Maschine zurück. Den Operateuren T. SØNDERGAARD und A. SENN verdanken wir die in der Tabelle 6 zusammengefaßten Angaben über die ersten 18 Pat., die einer hypothermen Kardioplegie mit Membranstabilisierung nach BRETSCHNEIDER [*68*] unterzogen wurden.

Bei je 5 Kranken war der Coronarkreislauf zwischen ¹/₂ und ³/₄, bzw. zwischen ³/₄ und 1 Std dauernd unterbrochen. Bei 7 Pat. war die kontinuierliche Ischämiezeit 1 bis 1¹/₂ Std, nur in einem Fall noch länger. Mit der einzigen Ausnahme des Patienten Nr. 13, bei dem zu einer Ischämiezeit von 110 min noch die akzidentelle Kompression einer Coronararterie durch eine Klappenprothese kam, nahmen alle Herzen ihre rhythmische Tätigkeit wieder spontan auf oder wurden ohne Schwierigkeiten elektrisch defibrilliert. Bei den übrigen 5 Todesfällen ergab die Autopsie keine Anhaltspunkte für einen direkten Zusammenhang mit der Unterbrechung der Coronarperfusion. Nach den bisherigen klinischen Erfahrungen verlängert die Kälteperfusion der Coronarien mit der Bretschneiderschen Lösung die tolerierbare Ischämiezeit der meist schwer veränderten Aortenherzen. Die Defibrillierung bietet, wenn sie überhaupt notwendig ist, weniger Schwierigkeiten, und die Erholungslatenz des Herzens ist kürzer als beim „kon-

Nr.	♂♀	Alter	Vitium	Eingriff	Temp. Herz	Ischämiezeit min
1	♂	57	Aorteninsuff., erw.	Korrektur ECC	—	64
2	♂	43	Aortenstenose + komb. Mitralvitium, erw.	Korrektur ECC	—	30
3	♂	61	Mitral- und Aorteninsuff., erw.	Korrektur ECC	—	45
4	♀	64	Aortenstenose, erw.	Korrektur ECC	—	58
5	♀	22	Aortenstenose, cong.	Korrektur ECC	—	32
6	♂	48	komb. Aortenvitium, erw.	Korrektur ECC	—	44
7	♂	57	Aortenstenose, erw.	Korrektur ECC	2,7°	71
8	♀	24	Aorteninsuff., erw.	Korrektur ECC	9°	61
9	♂	11	Aortenstenose	Korrektur ECC	—	47
10	♀	54	komb. Aortenvitium, erw.	Korrektur ECC	13°	50
11	♂	44	Aorteninsuff., erw. (chron. Glomerulonephritis)	Korrektur ECC	—	86
12	♂	13	Ventrikelseptumdefekt + Aorteninsuff., cong.	Korrektur beider Vitien, ECC	—	78
13	♂	42	komb. Aortenvitium, erw.	ECC Korrektur unmöglich, Einsetzen einer Starr-Prothese	5,6°	110
14	♀	48	Mitralstenose, Aortenstenose, erw.	Korrektur mit ECC für Aortenstenose	10,2°	58
15	♂	56	Aortenstenose, erw.	Korrektur ECC	—	70
16	♀	56	Mitral- und Aortenstenose, erw.	Korrektur ECC	—	41
17	♂	46	Aortenstenose	Korrektur ECC	—	60
18	♂	40	Aortenstenose	Korrektur ECC	—	59

Herzaktion nach Stillstand	†	Zeitpunkt	Verlauf	Sektionsbefund
Defibrill., o. B.		— —	unkompliziert	—
Defibrill., o. B.		— —	Digitalis postop., sonst o. B.	—
spontan rhythmisch	†	in tabula	unbeeinflußbare Gerinnungsstörung	Mb. cordis rheumat. hämorr. Diathese?
Defibrill., o. B.		— —	Respirator postop.	—
Defibrill., o. B.		— —	Wundinfekt, sonst o. B.	—
Defibrill., o. B.		— —	Respirator u. Digitalis postop., sonst o. B.	—
Defibrill., o. B.		— —	Respirator u. Digitalis postop., sonst o. B.	—
spontan rhythmisch		— —	Respirator u. Digitalis postop., sonst o. B.	—
spontan rhythmisch		— —	Tracheotomie, Respirator u. Digitalis postop., sonst o. B.	—
Defibrill., o. B.		— —	Vorhofflattern 1 Wo. postop., medik. Ther. ohne Wirkung. Sinusrhythmus nach Elektroschock	—
spontan rhythmisch	†	16 Tage postop.	Tracheotomie, Respirator passagäre Niereninsuff. Wundinfekt klin. Aorteninsuff. postop. Atem- und Herzstillstand	Mb. cordis rheumat. Nephropathia chron. (Urämie)
Defibrill., o. B.		—	unkompliziert	—
totaler Block, Herzdilatation	†	in tabula	Therapierefraktäres Herzversagen	Kompression einer Coronararterie durch die Klappenprothese
spontan rhythmisch	†	1 Monat postop.	Nachblutung, Revision ZNS-Symptome 3. Tag bis 3. Woche. Herzstillstand ohne Vorboten	Mb. cordis rheumat. Ödem u. fokale Erweichungen des Gehirns
Defibrill., o. B.	†	5 Wochen postop.	Respirator und Digitalis postop. 4 Wochen postop. Thrombophlebitis re. Bein, Anticoagulantien. 3 Tage später Kollaps, Exitus nach weiteren 4 Tagen	Frische cerebrale Blutung, Milz- und Niereninfarkte
Defibrill., o. B.		— —	Nachblutung, Revision Respirator. Zeitweise Noradrenalin-Tropfer, Vorhofflimmern, Digitalis	—
Defibrill., o. B.		— —	Tracheotomie, Respirator und Digitalis postop., sonst o. B.	—
Defibrill., o. B.	†	5 Wochen postop.	Tracheotomie, Respirator. Staphylokokkenpneumonie, epilept. Anfälle, Coma	Aortenklappen, o. B., chron. abszed. Pneumonie, Subduralhämatom

ventionellen" hypothermen Herzstillstand. Spezifische Nachteile der Methode wurden bisher nicht beobachtet.

Ein Sauerstoffmangel des Herzmuskels ist nach wie vor am sichersten durch eine Kanülierung der Coronarostien und eine ausreichende normotherme Coronarperfusion zu vermeiden; sie kann allerdings technisch schwierig sein und ist auch nicht ohne Risiko. Als derzeit beste Alternativlösung erscheint die hypotherme Kardioplegie mit Membranstabilisierung. Ob sich die damit erreichbare Herabsetzung des Sauerstoffbedarfs über die bloße Kältewirkung hinaus auch an anderen Organen (Gehirn? Niere?) als klinisch nutzbar erweisen wird, muß die Zukunft zeigen.

Zusammenfassung

Kapitel 1

Begriff und Wirkungsmechanismus der Hypoxydose werden diskutiert. Um eine Hypoxydose zu erfassen, bedient man sich zweckmäßigerweise des Lactat/Pyruvat-Systems im Blut, dessen Verhalten Rückschlüsse auf die Funktion der Atmungskette im Zellinnern gestattet. Als qualitative Meßgrößen stehen der Lactat/Pyruvatquotient und das Redoxpotential E_h des L/P-Systems zur Verfügung. Der von Huckabee konzipierte Begriff des excess lactate (XL) dürfte mit guter Annäherung als quantitatives Maß zu verwenden sein. Die direkte gasometrische Messung einer Sauerstoffschuld ist nur in speziellen Fällen möglich. Die Einwände gegen die Verwendung des Lactat/Pyruvat-Systems werden besprochen. Zuletzt wird die Handhabung der Parameter des Säure-Basenhaushaltes bei der Unterkühlung dargestellt.

Kapitel 2

Der Sauerstoffverbrauch des in Normothermie perfundierten Körpers ist dem Grundumsatz gleichzusetzen. Erreicht der Sauerstoffverbrauch den entsprechenden Wert nicht, ist eine Hypoxydose anzunehmen, die sich am augenfälligsten als metabolische Acidose manifestiert. Ein Base-Defizit kann aber auch ohne Sauerstoffmangel entstehen, und zwar als Kompensation einer Hyperventilation während der Zugangsoperation oder im Oxygenator. Als weitere Ursache kommt das zur Füllung der Herz-Lungen-Maschine verwendete Blut in Betracht. Die nicht-hypoxische und die hypoxische metabolische Acidose können mit Hilfe des Lactat/Pyruvat-Systems voneinander klar getrennt werden.

Kapitel 3

Bei der Oberflächenkühlung bis auf rund 30° lassen sich weder aus den Messungen des O_2-Verbrauches noch aus dem Verhalten des Säure-Basenhaushaltes oder des Lactat/Pyruvat-Systems Anhaltspunkte für eine Hypoxydose gewinnen, solange keine Wiedererwärmungskrise entsteht und keine Kreislaufunterbrechung durchgeführt wird. Das Sauerstoffdefizit während einer kurzfristigen „inflow occlusion" unterscheidet sich jedoch einzig durch seine verzögerte Entstehung vom akzidentellen Herzstillstand in Normothermie.

Kapitel 4

Bei der tiefen Hypothermie mittels Herz-Lungen-Maschine und Wärmeaustauscher wird der Sauerstoffbedarf des Gesamtkörpers nur dann der theoretischen Erwartung gemäß reduziert, wenn der Organismus gleichmäßig ausgekühlt wird. In der Klinik liegen meist erhebliche Temperaturgradienten vor. Der Sauerstoffbedarf des Körpers korreliert unter diesen Umständen besser mit der höheren Muskeltemperatur als mit der tieferen Temperatur des Blutes oder der stark durchbluteten Eingeweide.

Der Säure-Basenhaushalt wird wiederum von Ventilationsgrößen und Maschinenblut beeinflußt, hinzu kommt die eigentliche Temperaturwirkung. Korrigiert man die bei 38° erhaltenen Meßwerte zur Bluttemperatur, so steigt das pH während der Auskühlung und fällt bei der Wiedererwärmung. Diese Veränderungen erklären sich aus der temperaturbedingten Variation des pCO_2. Die metabolische Acidose zeigt keine Temperaturabhängigkeit. Mit Hilfe des Lactat/Pyruvat-Systems läßt sich wiederum beurteilen, wie weit eine Hypoxydose zum Base-Defizit beiträgt. Das excess lactate steigt bereits bei der Auskühlung und fällt bei der Wiedererwärmung. Diese Veränderung wird durch einen 40minutigen Kreislaufstillstand bei 23° C wesentlich verstärkt, bei 13° C jedoch nicht. Dazu tragen in erster Linie die Cavagebiete bei, die bei 23° C einen schweren, bei 13° C aber keinen nachweisbaren O_2-Mangel erleiden.

Kapitel 5

Die Dissoziationskurve des Oxyhämoglobins verschiebt sich bei Auskühlung nach links, der Sauerstoff wird daher bei gleichem Partialdruck fester ans Hämoglobin gebunden. Etliche Autoren empfahlen, diesem Effekt durch eine Erhöhung des pCO_2 im Blut entgegenzuwirken. Verschiedene Befunde sprechen jedoch dafür, daß die Verschiebungen der Dissoziationskurve die Sauerstoffversorgung des unterkühlten Körpers nicht beeinflussen. Eine verbesserte Sauerstoffversorgung in tiefer Hypothermie durch die Verdünnung des Maschinenblutes mit niedermolekularem Dextran war in den eigenen Versuchen nicht nachzuweisen.

Kapitel 6

Die Stoffwechselveränderungen im Gehirn während einer Hypoxydose sind prinzipiell gleich wie in anderen Organen. Da Lactat und Pyruvat die Blut/Hirnschranke nur langsam und wahrscheinlich unvollständig penetrieren, läßt sich das L/P-System aber nach eigenen Erfahrungen weder in Normothermie noch bei der Unterkühlung dazu verwenden, die Vorgänge im Gehirn zu verfolgen. Beurteilt anhand des pO_2 wird die Sauerstoffversorgung des Gehirns bei der bloßen Auskühlung nicht gefährdet. In den eigenen Versuchen ließen Messungen der arteriellen und hirnvenösen O_2-Sättigung nach einem 40minutigen Stillstand bei 23° einen irreversiblen Hirnschaden vermuten, bei 13° war kein Schaden nachzuweisen. Bei langdauernder Auskühlung des Gehirns auf rund 10° C droht dafür eine dem traumatischen Ödem vergleichbare Kälteschwellung des Gehirns. Die Hirnschäden nach einem generalisierten Kreislaufstillstand in tiefer Hypothermie stellen das wesentlichste Risiko des Verfahrens dar, ihre Pathogenese wird kurz diskutiert.

Kapitel 7

Der Stoffwechsel des intakten und des ischämischen Herzens wird als Vergleichs-grundlage für die Veränderungen beim induzierten Herzstillstand dargestellt. Für die Klinik ist es wesentlich, daß der erkrankte Herzmuskel eine schlechtere energetische Ausgangslage hat als die für experimentelle Studien zumeist verwende-ten gesunden Herzen. Alle bisher klinisch erprobten Formen des induzierten Herz-stillstandes ziehen nach längstens einer halben Stunde eine Hypoxydose auch des vorher intakten Herzmuskels nach sich. Die eigenen Befunde bestätigen jene Schrift-tumsangaben, nach denen die hypotherme Kardioplegie auch bei 13° C hiervon keine Ausnahme bildet. Durch die von BRETSCHNEIDER konzipierte Stillegung des Herzens mit Hypothermie und zusätzlicher Membranstabilisierung durch extra-cellulären Natriumentzug und Novocainapplikation kann aber der O_2-Bedarf des Herzmuskels wesentlich über die bloße Temperaturwirkung hinaus reduziert wer-den. Dieses Verfahren wird als die derzeit optimale Methode besonders für die Chirurgie des Aortenherzens betrachtet. Die klinischen Daten der ersten 18 von T. SØNDERGAARD und A. SENN operierten Kranken werden mitgeteilt.

Summary

Chapter 1

The concept and mechanisms of hypoxydosis, i.e. the disturbances of cellular respiration are discussed. As the behaviour of the lactate/pyruvate system in blood reflects the functional state of the cellular respiratory chain, a hypoxydosis can be detected by measuring the blood concentrations of lactate and pyruvate. The lactate/pyruvate ratio and the redox potential E_h of the lactic dehydrogenase system are convenient qualitative parameters. The excess lactate as concieved by HUCKABEE appears to be a satisfactory quantitative parameter. The gasometric demonstration of an oxygen debt is possible in special cases only. The criticisms advanced against the lactate/pyruvate method are discussed. Finally, the appli-cation of the parameters of acid-base metabolism to the study of hypothermia is described.

Chapter 2

During an extracorporeal perfusion in normothermia, the oxygen demand of the body equals its basal metabolism. An oxygen deficit must therefore be assumed if the oxygen consumption remains below the value thus predicted. Under clinical conditions, the ensuing metabolic acidosis is the first indication of this disturbance.

However, non-hypoxic causes of a metabolic acidosis during extracorporeal perfusion may also be operative. The base deficit may simply be compensating the hyperventilation often present during operation or perfusion. During a high-flow perfusion the base deficit is almost wholly compensatory, during a low-flow perfusion it is hypoxic in origin. The two can be clearly differentiated by an analysis of the lactate/pyruvate system.

Chapter 3

During surface cooling to about 30° C measurements of the oxygen consumption, acid-base metabolism and the lactate/pyruvate system give no indication of an oxygen deficit, as long as there is no rewarming shock and an inflow occlusion is not performed. In the latter case, however, an oxygen debt is incurred which differs from that seen after cardiac arrest in normothermia only by accumulating more slowly.

Chapter 4

In deep perfusion hypothermia the oxygen demand of the organism is reduced according to theory only when cooling is uniform. Under clinical conditions, however, considerable temperature gradients are usually present within the body. In this situation, the oxygen demand correlates more closely with the higher temperature of skeletal muscle than with the lower temperature of the blood and internal organs with a high perfusion rate. As during normothermic extracorporeal circulation, the acid-base metabolism is influenced by the ventilation volume and the priming blood in the heart-lung machine. To these factors are added the effects of temperature. When the acid-base data obtained at 38° C are corrected to the temperature of the blood, pH will rise during cooling and fall during rewarming. This is due to the effect of temperature on pCO_2. By contrast, the base deficit is not temperature dependent. As in normothermia, an analysis of the lactate/pyruvate system will reveal if and to which extent a hypoxydosis contributes to the metabolic acidosis. The excess lactate rises during cooling and falls during rewarming. If the circulation is interrupted for 40 minutes at 23° C, this phenomenon is markedly accentuated, at 13° there is hardly any further change. The main reason for this difference is to be found in the caval drainage area, which accumulates a large oxygen deficit at 23° but not at 13° C.

Chapter 5

Cooling the blood induces a shift of the oxyhemoglobin dissociation curve to the left. At a given pO_2, the oxygen binding to hemoglobin is thus enhanced. Several authors have recommended an increase in pCO_2 during cooling to counterbalance this effect. There is evidence, however, that such shifts of the dissociation curve do not in fact influence the oxygen supply of the body during hypothermia. It has also been suggested that oxygen supply might be improved by hemodilution with low molecular weight dextran. In the present study, this assumption could not be verified experimentally.

Chapter 6

The metabolic changes in brain tissue during hypoxydosis are qualitatively similar to those in other organs. However, lactate and pyruvate penetrate the blood/brain barrier slowly and presumably only partially. Probably for this reason, the lactate/pyruvate-system proved to be unsuitable for the study of oxygen supply to the brain in normothermia as well as in hypothermia. As judged from changes in pO_2, the oxygen supply of the brain does not appear to be compromised by cooling per se. In the present study, the oxygen saturation was measured arterially and in the superior sagittal sinus. There was presumptive evidence of irreversible brain damage after 40 minutes of circulatory arrest at 23°, but not at 13° C. After prolongend cooling to about 10° C, however, brain swelling comparable to post-traumatic changes has been shown to occur. Brain damage following circulatory arrest in deep hypothermia is the main clinical risk of this procedure; its patho-genesis is discussed.

Chapter 7

The metabolism of the intact and the ischemic heart is discussed as a back-ground for the changes occurring during induced cardiac arrest. The clinician should keep in mind that the metabolic reserves of the diseased myocardium are diminished as compared to those of normal heart muscle on which experimental studies are regularly performed. Any method of inducing cardiac arrest which has been employed clinically so far leads to a hypoxydosis of the intact myocardium after one half hour at the most. The present study confirms those findings which demonstrate that hypothermic cardioplegia at 13° C is no exception to this rule. As shown by BRETSCHNEIDER, however, the combination of hypothermia with cell membrane stabilization by means of extracellular sodium deprivation and procaine administration will reduce the oxygen demand of the heart considerably more than cooling alone. This method would therefore appear to be the best one available at present especially for aortic valve surgery. The clinical data on the first 18 patients operated upon with this technique by T. SØNDERGAARD and A. SENN are summa-rized.

Literatur

[1] ALBERS, C.: Blutgase in Hypothermie. Verh. dtsch. Ges. Kreisl.-Forsch. **23,** 53 (1957).

[2] —, W. BRENDEL, A. HARDEWIG u. W. USINGER: Blutgase in Hypothermie. Pflügers Arch. **266,** 373 (1958).

[3] — — — — Der intrapulmonale Gasaustausch in tiefer Hypothermie. Pflü-gers Arch. **266,** 394 (1958).

[4] ALDINGER, E. E., W. B. THROWER, and R. H. GADSDEN: The effects of deep hypothermia on myocardial function and general metabolism. J. Surg. Res. **3,** 178 (1963).

[5] ALEXICH, A. S., and T. TANAKA: Acidosis in deep blood stream hypothermia and its possible causes. In Hypothermie profonde en chirurgie cardiaque et extracardiaque. Symposium international. Paris: Unesco 1961. S. 183.

[6] ALPERT, N. R., and W. S. ROOT: Relationship between excess respiratory metabolism and utilization of intravenously infused sodium racemic lac-tate and sodium L (—)lactate. Amer. J. Physiol. **177,** 455 (1954).

[7] ANDERSEN, M. N., and A. SENNING: Studies in oxygen consumption during extracorporeal circulation with a pump-oxygenator. Ann. Surg. **148**, 59 (1958).

[8] ANREP, C. V., and R. K. CANNAN: The concentration of lactic acid in the blood and in experimental alkalemia and acidemia. J. Physiol. **58**, 244 (1923).

[9] ARNOLD, G., u. W. LOCHNER: Die Temperaturabhängigkeit des Sauerstoffverbrauches stillgelegter, künstlich perfundierter Warmblüterherzen zwischen 34° und 4° C. Pflügers Arch. **284**, 169 (1965).

[10] ASTRUP, P.: A simple electrometric technique for the determination of carbon dioxide tension in blood and plasma, total content of carbon dioxide in plasma, and bicarbonate content in "separated" plasma at a fixed carbon dioxide tension (40 mm Hg). Scand. J. clin. Lab. Invest. **8**, 33 (1956).

[11] — Erkennung der Störungen des Säure-Basenstoffwechsels und ihre klinische Bedeutung. Klin. Wschr. **35**, 749 (1957).

[12] —, K. JÖRGENSEN, O. SIGGAARD-ANDERSEN, and K. ENGEL: The acid-base metabolism. A new approach. Lancet **1960/I**, 1035.

[13] BADEER, H. S.: Relative influence of heart rate and arterial pressure on myocardial oxygen uptake. Acta cardiol. (Brux.) **18**, 356 (1963).

[14] BALDWIN, M., A. GALINDO, and R. FARRIER: Cerebral reaction to sodium fluorescein during profound hypothermia. Neurology **12**, 193 (1962).

[15] BALLINGER, W. F. II., H. VOLLENWEIDER, L. PIERUCCI JR., and J. Y. TEMPLETON, III: Anaerobic metabolism and metabolic acidosis during cardiopulmonary bypass. Ann. Surg. **153**, 499 (1961).

[16] — — — — The accumulation and removal of excess lactate in arterial blood during hypothermia and biventricular bypass. Surgery **51**, 738 (1962).

[17] — —, J. Y. TEMPLETON III., and L. PIERUCCI JR.: Acidosis of hypothermia. Ann. Surg. **154**, 517 (1961).

[18] BÄNDER, A., u. M. KIESE: Die Wirkung des sauerstoffübertragenden Ferments in Mitochondrien aus Rattenlebern bei niedrigen Sauerstoffdrucken. Naunyn-Schmiedebergs Arch. exp. Path. Pharmakol. **224**, 312 (1955).

[19] BARCROFT, J., and W. O. R. KING: The effect of temperature on the dissociation curve of blood. J. Physiol. **39**, 374 (1909).

[20] BARTELS, H., u. H. HARMS: Sauerstoffdissociationskurven des Blutes von Säugetieren. Pflügers Arch. ges. Physiol. **268**, 334 (1959).

[21] BAY, E., E. S. G. BARRON, W. ADAMS, T. CASE, W. C. HALSTEAD, and H. T. RICKETTS: The behavior of blood lactate and pyruvate with exercise at sea-level and at altitude. Part III. Nat. Res. Council Rep. No. 344, Committee on Aviation Medicine, 1944.

[22] BECKENRIDGE, I. M., and W. F. WALKER: Blood loss in open-heart surgery with low molecular weight dextran. Lancet **1963/I**, 1190.

[23] BEER, R.: Stoffwechselveränderungen während des extrakorporalen Kreislaufs. Thoraxchirurgie **6**, 360 (1959).

[24] —, H. GEHL, H. G. BORST u. M. SCHMIDT-MENDE: Pathophysiologische Veränderungen bei Anwendung des extrakorporalen Kreislaufs. I. Mitteilung: Gasstoffwechsel und Säure-Basengleichgewicht. Langenbecks Arch. **291**, 443 (1959).

[25] — u. G. LOESCHKE: Probleme bei Operationen mit extrakorporalem Kreislauf unter besonderer Berücksichtigung der Anästhesie. Anaesthesist **8**, 70 (1959).

[26] BENSON, E. S., G. T. EVANS, B. E. HALLAWAY, C. PHIBBS, and E. F. FREIER: Myocardial creatine phosphate and nucleotides in anoxic cardiac arrest and recovery. Amer. J. Physiol. 201, 687 (1961).

[27] BERGENTZ, S. E., T. FALKHEDEN, and S. OLSON: Diuresis and urinary viscosity in dehydrated patients: Influence of dextran-40,000 with and without mannitol. Ann. Surg. 161, 582 (1965).

[28] BERGLUND, E., R. G. MONROE, and G. L. SCHREINER: Myocardial oxygen consumption and coronary blood flow during potassium-induced cardiac arrest and during ventricular fibrillation. Acta physiol. scand. 41, 261 (1957).

[29] BERING, E. A. JR.: Effect of body temperature change on cerebral oxygen consumption of the intact monkey. Amer. J. Physiol. 200, 417 (1961).

[30] BERNHARD, W. F., S. E. CARROLL, H. F. SCHWARZ, and R. E. GROSS: Metabolic alterations associated with profound hypothermia and extracorporeal circulation in the dog and man. J. thorac. Surg. 42, 793 (1961).

[31] —, H. F. SCHWARZ, G. HUG, S. E. CARROLL, and H. JOKINS: Alterations in myocardial metabolism subsequent to hypoxic and hypothermic cardiac arrest. Surg. Forum 12, 171 (1961).

[32] — —, P. M. LEAND, and J. G. CARR: Studies in balanced hypothermic perfusion. Surgery 50, 911 (1961).

[33] — —, and N. P. MALLICK: Intermittent cold coronary perfusion as an adjunct to open heart surgery. Surg. Gynec. Obstet. 111, 744 (1960).

[34] — — — Elective hypothermic cardiac arrest in normothermic animals. Ann. Surg. 153, 43 (1961).

[35] BERNSMEIER, A., u. W. RUDOLPH: Myokardstoffwechsel. Verh. dtsch. Ges. Kreisl.-Forsch. 27, 59 (1961).

[36] — — Die Fettsäuren im Stoffwechsel des Herzmuskels. Dtsch. med. Wschr. 90, 743 (1965).

[37] — u. K. SIEMONS: Hirndruck und Hirndurchblutung. Klin. Wschr. 31, 166 (1953).

[38] BEUREN, A., R. J. BING, and C. SPARKE: Metabolic studies on the arrested and fibrillating perfused heart. Amer. J. Cardiol. 1, 103 (1958).

[39] BIGELOW, W. G., W. K. LINDSAY, R. C. HARRISON, R. A. GORDON, and W. F. GREENWOOD: Oxygen transport and utilization in dogs at low body temperatures. Amer. J. Physiol. 160, 125 (1950).

[40] BING, R. J.: Neuere Erkenntnisse auf dem Gebiete des Herzstoffwechsels. In Struktur und Stoffwechsel des Herzmuskels. Stuttgart: Thieme 1959, S. 31.

[41] — Über den Stoffwechsel des intakten Herzens. Verh. dtsch. Ges. Kreisl.-Forsch. 27, 145 (1961).

[42] — u. A. BEUREN: Der Stoffwechsel des Herzens. Erg. inn. Med. 11, 104 (1959).

[43] —, A. SIEGEL, I. UNGAR, and M. GILBERT: Metabolism of the human heart. Amer. J. Med. 16, 504 (1954).

[44] BJÖRK, V. O., and S. HÖGSTRÖM: Repeated circulatory arrest under hypothermia. Thorax 18, 155 (1963).

[45] —, and M. H. HOLMDAHL: The oxygen consumption in man under deep hypothermia and the safe period of circulatory arrest. J. thorac. Surg. 42, 392 (1961).

[46] —, and G. HULTQUIST: Brain damage in children after deep hypothermia for open heart surgery. Thorax 15, 284 (1960).

[47] Björk, V. O., and G. Hultquist: Contraindications for the use of profound hypothermia in open heart surgery. In Hypothermie profonde en chirurgie cardiaque et extracardiaque. Symposium international. Paris: Unesco, 1961. S. 305.

[48] Blair, E.: Clinical hypothermia. New York/London/Toronto: McGraw-Hill 1964.

[49] —, A. V. Montgomery, and H. Swan: Posthypothermic circulatory failure. I. Physiologic observations on the circulation. Circulation 13, 909 (1956).

[50] Bloor, B. M., R. D. Floyd, K. E. Hall, and D. H. Reynolds: Study of cortical oxygen tension during induced hypotension. Arch. Surg. 77, 65 (1958).

[51] —, W. E. Neville, F. R. Hellinger, and G. H. A. Clowes Jr.: Oxygen tension of the brain and its modification with hypothermia. An experimental study. Arch. Psychiat. Nervenkr. 204, 310 (1963).

[52] Bock, A. V., D. B. Dill, and H. T. Edwards: Lactic acid in the blood of resting man. J. clin. Invest. 11, 775 (1932).

[53] Bohr, C., K. Hasselbalch u. A. Krogh: Über einen in biologischer Beziehung wichtigen Einfluß, den die Kohlensäurespannung des Blutes auf dessen Sauerstoffbindung übt. Skand. Arch. Physiol. 16, 402 (1904).

[54] Bonhoeffer, K., u. K. Standfuss: Bestimmung kleiner Sauerstoffverbrauchswerte des hypothermen Hundeherzens mit Hilfe einer fortlaufenden Messung des Sauerstoffdruckes in einem hämoglobinfreien Coronarperfusat. Langenbecks Arch. 308, 703 (1964).

[55] Borst, H. G.: Experimentelle Untersuchungen über die kombinierte Anwendung von extrakorporalem Kreislauf und Hypothermie. I. Pathophysiologie der Auskühlung und Wiedererwärmung. Langenbecks Arch. 302, 321 (1963).

[56] Boxer, G. E., and T. M. Devlin: Pathways of intracellular hydrogen transport. Science 134, 1495 (1961).

[57] Bradley, A. F., M. Stupfel, and J. W. Severinghaus: Effect of temperature on pCO_2 and pO_2 of blood in vitro. J. appl. Physiol. 9, 201 (1956).

[58] Brendel, W.: Kreislauf in Hypothermie. Verh. dtsch. Ges. Kreisl.-Forsch. 23, 33 (1957).

[59] —, C. Albers u. W. Usinger: Der Kreislauf in Hypothermie. Pflügers Arch. 266, 341 (1958).

[60] — — — Die Reaktivität des Kreislaufs in Hypothermie. Pflügers Arch. 266, 357 (1958).

[61] —, R. Enzenbach u. K. Messmer: Probleme der isolierten Hirnkühlung und tiefen Gesamtkörperkühlung. Langenbecks Arch. 304, 739 (1963).

[62] —, O. Hallwachs u. W. Usinger: Sauerstoffverbrauch und Hämodynamik bei kombinierter Anwendung von Herz-Lungen-Maschine und tiefer Hypothermie bei 10° C. Thoraxchirurgie 9, 607 (1962).

[63] —, E. Kopperman u. R. Thauer: Der respiratorische Stoffwechsel in Narkose. Pflügers Arch. 259, 177 (1954).

[64] — u. J. Reulen: Die Kälteschwellung des Gehirns. Langenbecks Arch. 308, 903 (1964).

[65] — — u. K. Messmer: Die Kälteschwellung des Gehirns und die Begrenzung der Überlebenszeit in Hypothermie. Klin. Wschr. 43, 515 (1965).

[66] Bretschneider, H. J.: Sauerstoffbedarf und -versorgung des Herzmuskels. Verh. dtsch. Ges. Kreisl.-Forsch. 27, 32 (1961).

[67] BRETSCHNEIDER, H. J.: Pharmakotherapie coronarer Durchblutungsstörungen mit kreislaufwirksamen Substanzen. Verh. dtsch. Ges. inn. Med. 69, 583 (1963).

[68] — Überlebenszeit und Wiederbelebungszeit des Herzens bei Normo- und Hypothermie. Verh. dtsch. Ges. Kreisl.-Forsch. 30, 11 (1964).

[69] —, A. FRANK, E. KANZOW u. U. BERNARD: Über den kritischen Wert und die physiologische Abhängigkeit der Sauerstoffsättigung des venösen Coronarblutes. Pflügers Arch. 264, 399 (1957).

[70] BREWIN, E. G., R. P. GOULD, F. S. NASHAT, and E. NEIL: An investigation of problems of acid-base equilibrium in hypothermia. Guy's Hosp. Rep. 104, 177 (1955).

[71] —, F. S. NASHAT, and E. NEIL: Acid-base equilibrium in hypothermia. Brit. J. Anaesth. 28, 1 (1954).

[72] —, and E. NEIL: Acid-base studies during hypothermia. J. Physiol. 126, 26 (1954).

[73] BROOKS, D.: Some aspects of metabolism in profound hypothermia. In Hypothermie profonde en chirurgie cardiaque et extracardiaque. Symposium international. Paris: Unesco 1961. S. 189.

[74] BRUCK, A., W. GNÜCHTEL, B. LÖHR u. W. ULMER: Tierexperimentelle Untersuchungen über die zur Acidose führenden Vorgänge bei pharmakologisch unterstützter Hypothermie bis 20° Kerntemperatur. Zschr. ges. exper. Med. 127, 587 (1956).

[75] BÜCHER, Th.: Probleme des Energietransportes innerhalb lebender Zellen. Adv. Enzymol. 14, 1 (1953).

[76] —, R. CZOK, W. LAMPRECHT u. E. LATZKO: Pyruvat. In Methoden der enzymatischen Analyse. Hrsg. v. H. U. BERGMEYER. Weinheim: Chemie GmbH 1962, S. 253.

[77] BUCKNAM, C. A., and A. GALINDO: Tolerance of circulatory arrest in deep hypothermia by extracorporeal cooling. J. Neurosurg. 18, 339 (1961).

[78] BUEDING, E., M. H. STEIN, and H. WORTIS: Blood pyruvate curves following glucose ingestion in normal and thiamine-deficient subjects. J. Biol. Chem. 140, 697 (1941).

[79] —, and H. WORTIS: The stabilization and determination of pyruvic acid in the blood. J. Biol. Chem. 133, 585 (1940).

[80] — —, and M. STEIN: Pathological variations in blood and spinal fluid pyruvic acid. J. Clin. Invest. 21, 85 (1942).

[81] BULLARD, R. W.: Cardiac output of the hypothermic cat. Amer. J. Physiol. 196, 415 (1959).

[82] BUMM, E., H. APPEL u. K. FEHRENBACH: Über die Beziehungen zwischen Atmung und Glykolyse in tierischen Geweben. Hoppe-Seylers Zschr. 223, 207 (1934).

[83] BURDETTE, W. J., and A. AL-SHAMMA: Changes in high-energy phosphates during cardiac arrest. Arch. Surg. 85, 4 (1962).

[84] —, and T. P. ASHFORD: Response of myocardial fine structure to cardiac arrest and hypothermia. Ann. Surg. 158, 513 (1963).

[85] CAIN, S. M.: An attempt to demonstrate cerebral anoxia during hyperventilation of anesthetized dogs. Amer. J. Physiol. 204, 323 (1963).

[86] CALKINS, E., J. M. TAYLOR, and A. B. HASTINGS: Potassium exchange in the isolated rat diaphragm; effects of anoxia and cold. Amer. J. Physiol. 177, 211 (1954).

[87] Callaghan, P. B., J. Lister, B. C. Paton, and H. Swan: Effect of varying carbon dioxide tensions on the oxyhemoglobin dissociation curves under hypothermic conditions. Ann. Surg. **154**, 903 (1961).

[88] Cheng, H. C., T. Kusonoki, L. H. Bosher Jr., R. B. McElvein, and D. A. Blake: Study of oxygen consumption during extracorporeal circulation. Trans. Amer. Soc. Artificial Internal Organs **5**, 273 (1959).

[89] Clark, L. C. Jr., F. Berg, C. Lyons, S. Kaplan u. W. S. Edwards: Continuous perfusion of the arrested heart with arterialized hypocalcemic blood. Surg. Forum **10**, 518 (1959).

[90] Clowes, G. H. A. Jr.: Extracorporeal maintenance of circulation and respiration. Physiol. Rev. **40**, 826 (1960).

[91] — Hemodynamic and metabolic alterations produced by profound hypothermia and circulatory arrest. In Hypothermie profonde en chirurgie cardiaque et extracardiaque. Symposium international. Paris: Unesco 1961. S. 159.

[92] — u. W. E. Neville: Membrane oxygenator. In Extracorporeal circulation. Ed. J. G. Allen. Springfield, Ill.: C. Thomas 1958. p. 81.

[93] — —, G. Sabga, and Y. Shibota: Relationship of oxygen consumption, perfusion rate, and temperature to the acidosis associated with cardiopulmonary circulatory bypass. Surgery **44**, 220 (1958).

[94] —, G. A. Sabga, A. Konitaxis, R. Tomin, M. Hughes, and F. A. Simeone: Effects of acidosis on cardiovascular function in surgical patients. Ann. Surg. **154**, 524 (1961).

[95] Coffman, J. D., and D. E. Gregg: Oxygen metabolism and oxygen debt repayment after myocardial ischemia. Amer. J. Physiol. **201**, 881 (1961).

[96] Conolly, J. E., and R. J. Boyd: The effects of hypothermia on the brain. In Hypothermie profonde en chirurgie cardiaque et extracardiaque. Symposium international. Paris: Unesco 1961. S. 267.

[97] Craig, F. N., and H. K. Beecher: The effect of low oxygen tension on tissue metabolism (retina). J. gen. Physiol. **26**, 467 (1943).

[98] — — The effect of oxygen tension on the metabolism of cerebral cortex, medulla and spinal cord. J. Neurophysiol. **6**, 135 (1943).

[99] Crone, C.: Om Diffusionen af nogle organiske non-Elektrolyter fra Blod til Hjernevaev. Kopenhagen: Munksgaard 1961.

[100] Crowell, J. W., and E. E. Smith: Oxygen deficit and irreversible hemorrhagic shock. Amer. J. Physiol. **206**, 313 (1964).

[101] Cuello, L., K. Bhanganada, J. D. Mack, and C. W. Lillehei: Hemodilution in extracorporeal circulation. In Conference on evaluation of low molecular weight dextran in shock. Nat. Acad. Sciences, Nat. Research Council. Washington, D. C. 1963. S. 114.

[102] Daniel, S. S., H. O. Morishima, L. S. James, and K. Adamsons Jr.: Lactate and pyruvate gradients between red blood cells and plasma during acute asphyxia. J. appl. Physiol. **19**, 1100 (1964).

[103] Delay, J., P. Deniker, D. Ginestet, G. Verdeaux, N. Rausch de Traubenberg et J. Passelecq: Etude neuro-psychiatrique, psychométrique et électro-encéphalographique des sujets atteints de cardiopathies congénitales, opérés sous hypothermie profonde et circulation extracorporelle. In Hypothermie profonde en chirurgie cardiaque et extracardiaque. Symposium international. Paris: Unesco 1961. S. 264.

[104] Dennis, C.: Certain methods for artificial support of the circulation during open intracardiac surgery. Surg. Clin. N. Amer. **36**, 423 (1956).

[*105*] DENNIS, C., D. S. SPRENG, G. E. NELSON, K. E. KARLSON, R. M. NELSON, J. V. THOMAS, W. P. EDER, and R. L. VARCO: Development of a pump-oxygenator to replace the heart and lungs: An apparatus applicable to human patients, and application to one case. Ann. Surg. **134,** 709 (1951).

[*106*] DETERLING, R. A., E. NELSON, S. BHONSLAY, and W. HOWLAND: Study of basic physiologic changes associated with hypothermia. Arch. Surg. **70,** 87 (1955).

[*107*] DE WALL, R. A., H. E. WARDEN, J. C. MELBY, H. MINOT, R. L. VARCO, and C. W. LILLEHEI: Physiological responses during total body perfusion with a pump oxygenator. J. Amer. med. Ass. **165,** 1788 (1957).

[*108*] — —, R. L. VARCO, and C. W. LILLEHEI: Helix-reservoir pump oxygenator. Surg. Gynec. Obstet. **104,** 699 (1957).

[*109*] DIESH, G., P. F. FLYNN, S. A. MARABLE, D. G. MULDER, K. J. SCHMUTZER, W. P. LONGMIRE JR., and J. V. MALONEY JR.: Comparison of low (azygous) flow and high flow principles of extracorporeal circulation employing a bubble oxygenator. Surgery **42,** 67 (1957).

[*110*] DOBELL, A. R. C., J. R. GUTELIUS, and D. R. MURPHY: Acidosis following respiratory alkalosis in thoracic operations with and without heart-lung bypass. J. thorac. Surg. **39,** 312 (1960).

[*111*] DRAKE, C. T., and F. J. LEWIS: The plasma volume expanding effect of low molecular weight dextran in the hypothermic dog. Surg. Forum **12,** 182 (1961).

[*112*] —, F. MACALALAD, and F. J. LEWIS: The effect of low molecular weight dextran upon the blood flow during extracorporeal circulation. J. thorac. Surg. **42,** 735 (1961).

[*113*] DREW, C. E.: Hypothermie profonde par quadruple canulation. In Hypothermie profonde en chirurgie cardiaque et extracardiaque. Symposium international. Paris: Unesco 1961. S. 13.

[*114*] DRUCKER, W. R., B. KINGSBURY, and L. GRAHAM: The effect of hypothermia on intermediary metabolism. Metabolism **11,** 1087 (1962).

[*115*] DUBOST, C.: Conclusions. (Panel sur la chirurgie cardiaque chez les congénitaux.) In Hypothermie profonde en chirurgie cardiaque et extracardiaque. Symposium international. Paris: Unesco 1961. S. 323.

[*116*] DUBOURG, G., F. FONTAN, M. TRARIEUX, P. BROUSTET et H. BRICAUD: Notre expérience du traitement chirurgical des cardiopathies congénitales sous circulation extra-corporelle en hypothermie profonde. In Hypothermie profonde en chirurgie cardiaque et extracardiaque. Symposium international. Paris: Unesco 1961. S. 325.

[*117*] DUESBERG, R., u. W. SCHROEDER: Pathophysiologie und Klinik der Kollapszustände. Leipzig: Hirzel 1944.

[*118*] DUSPIVA, F., u. D. GOHL: Der Energiestoffwechsel des hypertrophierten Herzmuskels im Tierexperiment. Beitr. path. Anat. **121,** 124 (1959).

[*119*] EBERT, P. A., L. J. GREENFIELD, W. G. AUSTEN, and A. G. MORROW: The relationship of blood pH during profound hypothermia to subsequent myocardial function. Surg. Gynec. Obstet. **114,** 357 (1962).

[*120*] EDMARK, K. W.: Continuous blood pH measurement with extracorporeal cooling. Surg. Gynec. Obstet. **109,** 73 (1959).

[*121*] EDMUNDS, L. H. JR., J. FOLKMAN, A. B. SNODGRESS, and R. B. BROWN: Prevention of brain damage during profound hypothermia and circulatory arrest. Ann. Surg. **157,** 637 (1963).

[*122*] EDWARDS, W. S., S. TULUY, W. E. REBER, A. SIEGEL, and R. J. BING: Coronary blood flow and myocardial metabolism in hypothermia. Ann. Surg. **139**, 275 (1954).

[*123*] EFFLER, D. B., L. K. GROVES, F. M. SONES, and W. J. KOLFF: Elective cardiac arrest in open-heart surgery. Report of three cases. Cleveland Clin. Quart. **23**, 105 (1956).

[*124*] EISEMAN, B.: In Conference on evaluation of low molecular weight dextran in shock. Nat. Acad. Sciences, Nat. Research Council. Washington, D. C. 1963. p. 131.

[*125*] ELLIOTT, K. A. C., and M. HENRY: Studies on the metabolism of brain suspensions. III. The respiration at low oxygen tension. J. Biol. Chem. **163**, 351 (1946).

[*126*] ERBSLÖH, F., P. KLÄRNER u. A. BERNSMEIER: Die Milchsäureabgabe des menschlichen Gehirns. Pflügers Arch. **268**, 120 (1958).

[*127*] FENN, W. O., H. RAHN, A. B. OTIS, and L. E. CHADWICK: Physiological observations on hyperventilation at altitude with intermittent pressure breathing by the pneumolator. J. appl. Physiol. **1**, 773 (1948).

[*128*] FIELD, J., II, F. FUHRMANN, and A. W. MARTIN: Effect of temperature on the oxygen consumption of brain tissue. J. Neurophysiol. **7**, 117 (1944).

[*129*] FISHER, B., E. J. FEDOR, and S. H. LEE: Rewarming following hypothermia of 2—12 hours duration. II. Some metabolic effects. Ann. Surg. **148**, 32 (1958).

[*130*] FLECKENSTEIN, A.: Herzstoffwechsel bei Koronarverschluß und Herzstillstand. In Herzinsuffizienz, Hämodynamik und Stoffwechsel. Stuttgart: Thieme 1964, S. 221.

[*131*] FLEMING, R.: Acid-base balance of the blood in dogs at reduced body temperature. Arch. Surg. **68**, 145 (1954).

[*132*] FRIEDEMANN, T. E., G. E. HAUGEN, and T. C. KMIECIAK: Pyruvic acid. III. The level of pyruvic and lactic acids, and the lactic-pyruvate ratio, in the blood of human subjects. The effect of food, light muscular activity and anoxia at high altitude. J. Biol. Chem. **157**, 673 (1945).

[*133*] FRIMMER, M., D. HEGNER u. W. WINKELMANN: Die Wirkung von 2,6-bis-(Diaethanolamino)-4,8-Dipiperidino-Pyrimido-(5,4-d)-Pyrimidin (Persantin) auf die Atmung von Mitochondrien bei niederen O_2-Drucken. Klin. Wschr. **41**, 715 (1963).

[*134*] GALLETTI, P. M., and G. A. BRECHER: Heart-lung bypass. Principles and techniques of extracorporeal circulation. New York/London: Grune & Stratton 1962.

[*135*] GÄNSHIRT, H.: Die Sauerstoffversorgung des Gehirns und ihre Störung bei der Liquordrucksteigerung und beim Hirnödem. (Monographien aus dem Gesamtgebiet der Neurologie und Psychiatrie, Heft 81.) Berlin-Göttingen-Heidelberg: Springer 1957.

[*136*] — u. W. TÖNNIS: Durchblutung und Sauerstoffverbrauch des Hirns bei intrakraniellen Tumoren. Dtsch. Zschr. Nervenheilk. **174**, 305 (1956).

[*137*] GEHL, H., u. W. VOSS: Milchsäureproduktion des Herzens bei intermittierender Coronarperfusion in tiefer Hypothermie und während der Wiederaufwärmungsphase. Langenbecks Arch. **308**, 708 (1964).

[*138*] GELIN, L. E., and B. LÖFSTRÖM: A preliminary study on peripheral circulation during deep hypothermia. Acta chir. scand. **108**, 402 (1954).

[*139*] GESELL, R., H. KRUEGER, G. GORHAM, and T. BERNTHAL: The regulation of respiration. A study of the correlation of numerous factors of respiratory control following intravenous injection of sodium bicarbonate. Amer. J. Physiol. **94**, 387 (1930).

[*140*] — — — — The regulation of respiration; a study of the correlation of numerous factors of respiratory control following administration of hydrochloric acid, of carbon dioxide, and the simultaneous administration of CO_2 and sodium bicarbonate. Amer. J. Physiol. **94**, 402 (1930).

[*141*] GIBBS, E. L., W. G. LENNOX, L. F. NIMS, and F. A. GIBBS: Arterial and cerebral venous blood. Arterial-venous differences in man. J. Biol. Chem. **144**, 325 (1942).

[*142*] GLEICHMANN, U., B. LÖHR u. H. RÖSKENBLECK: Verhalten der O_2-Dissociationskurve des Blutes während der extrakorporalen Zirkulation, kombiniert mit Hypothermie. Zbl. Chir. **88**, 509 (1963).

[*143*] —, D. W. LÜBBERS u. W. RINGLER: Vergleichende Untersuchungen des Kohlensäuredruckes mit der Micro-pH-Methode (Astrup) und der stabilisierten Ganzglas-pCO_2-Elektrode in Normo- und Hypothermie. Pflügers Arch. **273**, 190 (1961).

[*144*] GLENN, W. W., A. L. TOOLE, E. LONGO, M. HUME, and T. O. GENTSCH: Induced fibrillatory arrest in open-heart surgery. New Engl. J. Med. **262**, 852 (1960).

[*145*] GLOVER, J. L.: Metabolic acidosis in extracorporeal circulation. Its prevention and treatment with THAM. Ann. Surg. **155**, 360 (1962).

[*146*] GOLLAN, F.: Cardiac arrest of one hour duration in dogs during hypothermia of 0° C followed by survival. Fed. Proc. **13**, 57 (1954).

[*147*] — Physiology of cardiac surgery. Hypothermia, extracorporeal circulation and extracorporeal cooling. Springfield, Ill.: Ch. C. Thomas 1959.

[*148*] —, P. BLOS, and H. SCHUMAN: Studies on hypothermia by means of a pump-oxygenator. Amer. J. Physiol. **171**, 331 (1952).

[*149*] —, J. T. GRACE, M. W. SCHELL, E. S. TYSINGER, and L. B. FEASTER: Left heart surgery in dogs during respiratory and cardiac arrest at body temperatures below 10° C. Surgery **38**, 363 (1955).

[*150*] —, R. PHILLIPS, J. T. GRACE, and R. M. JONES: Open left heart surgery in dogs during hypothermic asystole with and without extracorporeal circulation. J. thorac. Surg. **30**, 626 (1955).

[*151*] —, D. S. TYSINGER JR., J. T. GRACE, R. C. KORY, and G. R. MENEELY: Hypothermia of 1,5° C. in dogs followed by survival. Amer. J. Physiol. **181**, 297 (1955).

[*152*] GOTT, V. L., M. BARTLETT, J. A. JOHNSON, D. M. LONG, and C. W. LILLEHEI: High energy phosphate levels in the human heart during potassium citrate arrest and selective hypothermic arrest. Surg. Forum **10**, 544 (1959).

[*153*] GOTTSTEIN, U., A. BERNSMEIER u. I. SEDLMEYER: Der Kohlenhydratstoffwechsel des menschlichen Gehirns. I. Untersuchungen mit substratspezifischen enzymatischen Methoden bei normaler Hirndurchblutung. Klin. Wschr. **41**, 943 (1963).

[*154*] GRAIG, F. A., K. LANGE, J. OBERMAN, and S. CARSON: A simple, accurate method of blood pH determinations for clinical use. Arch. Biochem. **38**, 357 (1952).

[155] GREENBERG, J. J., L. H. EDMUNDS, and R. B. BROWN: Myocardial metabolism and postarrest function in the cold and chemically arrested heart. Surgery 48, 32 (1960).

[156] GREENE, N. M.: Effect of epinephrine on lactate, pyruvate, and excess lactate production in normal human subjects. J. Lab. clin. Med. 58, 682 (1961).

[157] — and N. S. TALNER: Blood lactate, pyruvate and lactate/pyruvate ratios in congenital heart disease. New Engl. J. Med. 270, 1331 (1964).

[158] GRIESSER, G.: Künstliche Perfusion und tiefe Hypothermie. Langenbecks Arch. 292, 691 (1959).

[159] GROSS, R. E., L. R. SAUVAGE, R. G. PONTIUS, and E. WATKINS, JR.: Experimental and clinical studies of siphon-filling disc oxygenator system for complete cardiopulmonary bypass. Ann. Surg. 151, 285 (1960).

[160] GROSSE-BROCKHOFF, F., u. W. SCHOEDEL: Über die Änderung der Erregbarkeit von Atem- und Kreislaufzentrum bei rascher Unterkühlung. Pflügers Arch. 246, 664 (1943).

[161] GUDBJARNASON, S., and R. J. BING: The redox-potential of the lactate-pyruvate system in blood as an indicator of the functional state of cellular oxidation. Biochim. biophys. Acta (Amst.) 60, 158 (1962).

[162] —, R. O. HAYDEN, V. E. WENDT, T. B. STOCK, and R. J. BING: Oxidation reduction in heart muscle. Theoretical and clinical considerations. Circulation 26, 937 (1962).

[163] GÜNTHER, TH., u. B. HÖLSCHER: Biochemische Untersuchungen bei verschiedenen Formen des pharmakologischen Herzstillstandes. Thoraxchir. 10, 382 (1963).

[164] GUYTON, A. C., and J. W. CROWELL: Dynamics of the heart in shock. Fed. Proc. 20, Suppl. 9, 51 (1961).

[165] HACKEL, D. B., W. T. GOODALE, and J. KLEINERMAN: Effects of hypoxia on the myocardial metabolism of intact dogs. Circulat. Res. 2, 169 (1954).

[166] HALDI, J.: Lactic acid in blood and tissues following intravenous injection of sodium bicarbonate. Amer. J. Physiol. 106, 134 (1933).

[167] HALL, D. P., S. A. SINGAL, W. H. MORETZ, E. L. BRACKNEY, W. F. BUTLER, W. C. MALOY, V. BERNSTEIN, and R. G. ELLISON: Myocardial metabolism during elective cardiac arrest determined by biochemical analysis of multiple cardiac biopsies. Surg. Forum 10, 540 (1959).

[168] HARMS, H., G. RODEWALD, and K. D. SCHEPPOKAT: Acid-base balance in hypothermia. In Hypothermie profonde en chirurgie cardiaque et extracardiaque. Symposium international. Paris: Unesco 1961, S. 199.

[169] — — — L'échange gazeux et l'équilibre acide-base au cours d'une perfusion constante avec des températures différentes entre 15° et 37° C. In Hypothermie profonde en chirurgie cardiaque et extracardiaque. Symposium international. Paris: Unesco 1961, S. 216.

[170] HARPER, A. M., W. H. BAIN, H. J. GLASS, M. M. GLOVER, and W. A. MACKEY: Temperature differences in organs and tissues with observations on total oxygen uptake in profound hypothermia. Surg. Gynec. Obstet. 112, 519 (1961).

[171] HEGNAUER, A. H., and H. E. D'AMATO: Oxygen consumption and cardiac output in the hypothermic dog. Amer. J. Physiol. 178, 138 (1954).

[172] HEINRICH, G., G. E. HOLLE, R. SCHANTZ u. D. HELBIG: Der Einfluß der kontrollierten Hypothermie auf das Herz und die parenchymatösen Organe. Langenbecks Arch. klin. Chir. 293, 513 (1960).

[173] HELLSTRÖM, G. and V. O. BJÖRK: Hemodilution with rheomacrodex during total body perfusion. J. thorac. Surg. **45**, 395 (1963).

[174] HESS, B.: Diskussion zu Vortrag von R. J. BING. In Struktur und Stoffwechsel des Herzmuskels. Stuttgart: Thieme 1959, S. 59.

[175] HEYCK, A.: Zum Problem der kryptogenetischen hirnatrophischen Prozesse. Quantitative Messungen der Hirndurchblutung und des cerebralen Glukose-, Milchsäure- und Brenztraubensäurestoffwechsels. Psychiat. et Neurol. **142**, 79 (1961).

[176] HIMWICH, W. A., and H. E. HIMWICH: Pyruvic acid exchange of the brain. J. Neurophysiol. **9**, 133 (1946).

[177] —, E. HOMBURGER, R. MARESKA u. H. E. HIMWICH: Brain metabolism in man, unanesthetized and in pentothal narcosis. Amer. J. Psychiatry **103**, 689 (1947).

[178] HINT, H.: In Conference on evaluation of low molecular weight dextran in shock. Nat. Acad. Sciences, Nat. Research Council. Washington, D. C. 1963, S. 112.

[179] HIRCHE, H. J., u. W. LOCHNER: Über den Stoffwechsel des Herzens bei vermehrtem Milchsäureangebot. Verh. dtsch. Ges. Kreisl.-Forsch. **27**, 207 (1961).

[180] HIRSCH, H. H., J. JÖTTEN u. J. EISENBACH: Über das Verhalten einiger Metaboliten des Hirnstoffwechsels bei tiefer Unterkühlung, während des Kreislaufstillstandes bei tiefer Temperatur und nach erfolgter Aufwärmung. Bruns' Beitr. klin. Chir. **205**, 385 (1962).

[181] HOCHREIN, H.: Der präinsuffiziente Myokardstoffwechsel. In Herzinsuffizienz, Hämodynamik und Stoffwechsel. Stuttgart: Thieme 1964, S. 260.

[182] HOFFMEISTER, H.-E., K. H. GERTZ, M. SANPRADIT, K. STAPENHORST, W. THÜRIGEN, C. BAUMGARTEN u. W. ATHAKASHEM: Unterkühlung nach Drew. Untersuchungen über Abkühlung und Erwärmung, Stoffwechsel und Hämodynamik. Thoraxchirurgie **10**, 92 (1962).

[183] —, H. KREUZER u. W. SCHOEPPE: Der Sauerstoffverbrauch des stillstehenden, des leerschlagenden und des flimmernden Herzens. Pflügers Arch. **269**, 194 (1959).

[184] HOHORST, H. J.: L-(+)-Lactat. Bestimmung mit Lactatdehydrogenase und DPN. In Methoden der enzymatischen Analyse, hrsg. v. H. U. Bergmeyer. Weinheim: Chemie GmbH 1962, S. 266.

[185] —, F. H. KREUTZ u. TH. BÜCHER: Über Metabolitkonzentrationen in der Leber der Ratte. Biochem. Z. **332**, 18 (1959).

[186] —, D. STRATMANN u. H. BARTELS: Über die Wirkung von Insulin auf den Reduktionszustand des DPN-Systems und die Phosphorylierung der Adeninnucleotide in der Leber. Klin. Wschr. **42**, 245 (1964).

[187] HÖLSCHER, B., u. TH. GÜNTHER: Das Verhalten von Phosphokreatin, Adeninnukleotiden, Orthophosphat, Glykogen und Milchsäure im Herzmuskel bei verschiedenen Formen des Herzstillstandes. Thoraxchir. **9**, 421 (1961).

[188] —, O. H. JUST u. H. J. MERKER: Studies by electron microscope on various forms of induced cardiac arrest in dog and rabbit. Surgery **49**, 492 (1961).

[189] HOMBURGER, E., W. A. HIMWICH, B. ETSTEN, G. YORK, and R. MARESKA: Effects of pentothal anesthesia on canine cerebral cortex. Amer. J. Physiol. **147**, 343 (1946).

[190] HUCKABEE, W. E.: Control of concentration gradients of pyruvate and lactate across cell membranes in blood. J. appl. Physiol. **9**, 163 (1956).

[*191*] HUCKABEE, W.: Relationships of pyruvate and lactate during anaerobic metabolism. I. Effects of infusion of pyruvate or glucose and of hyperventilation. J. clin. Invest. **37**, 244 (1958).

[*192*] — Relationships of pyruvate and lactate during anaerobic metabolism. II. Exercise and formation of O_2-debt. J. clin. Invest. **37**, 255 (1958).

[*193*] — Relationships of pyruvate and lactate during anaerobic metabolism. III. Effect of breathing low-oxygen gases. J. clin. Invest. **37**, 264 (1958).

[*194*] — Relationship of pyruvate and lactate during anaerobic metabolism. IV. Local tissue components of total body O_2-debt. Amer. J. Physiol. **196**, 253 (1959).

[*195*] — Relationship of pyruvate and lactate during anaerobic metabolism. V. Coronary adequacy. Amer. J. Physiol. **200**, 1169 (1961).

[*196*] ISSELHARD, W., u. H. MERGUET: Metabolite des Glykolyse-Cyclus und des Adenylsäure-Phosphokreatin-Systems im schlagenden und durchbluteten Warmblüterherzen unter verschiedenen Versuchsbedingungen. Pflügers Arch. **276**, 211 (1962).

[*197*] —, W. POHL, W. J. W. BERGHOFF, D. SCHMERBAUCH u. H. W. SCHÜLER: Versuche zur Verbesserung der Energiebereitstellung im künstlich stillgelegten Herzen und in der Erholung bei Reperfusion. Verh. dtsch. Ges. Kreisl.-Forsch. **30**, 216 (1964).

[*198*] JERVELL, O.: An investigation of the concentration of lactic acid in blood and urine under physiologic and pathologic conditions. Acta med. scand. Suppl. **24**, 1 (1928).

[*199*] JORDAN, J., u. W. LOCHNER: Über den anaeroben und aeroben Stoffwechsel des stillgestellten, künstlich perfundierten Warmblüterherzens. Pflügers Arch. **275**, 164 (1962).

[*200*] JÖRGENSEN, K., and P. ASTRUP: Standard bicarbonate, its clinical significance, and a new method for its determination. Scand. J. clin. Lab. Invest. **9**, 122 (1957).

[*201*] JUDE, J. R., L. M. HAROUTUNIAN, and R. FOLSE: Hypothermic myocardial oxygenation. Amer. J. Physiol. **190**, 57 (1957).

[*202*] JUVENELLE, A. A., J. LIND, and C. WEGELIUS: A new method of extracorporeal circulation. Deep hypothermia combined with artificial circulation. Amer. Heart J. **47**, 692 (1954).

[*203*] KAHLER, R. L., E. BRAUNWALD, L. L. KELMINSON, L. KEDES, C. A. CHIDSEY, and S. SEGAL: Effect of alterations of coronary blood flow on the oxygen consumption of the nonworking heart. Circulat. Res. **13**, 501 (1963).

[*204*] KAMEYA, S., M. OZ, W. NEVILLE, and G. H. A. CLOWES: A study of oxygen consumption during profound hypothermia induced by perfusion of the entire body. Surg. Forum **11**, 190 (1960).

[*205*] KENYON, J. R., J. LUDBROOK, A. R. DOWNS, I. B. TAIT, D. K. BROOKS, and J. PRYCZKOWSKI: Experimental deep hypothermia. Lancet **1959**/II, 41.

[*206*] KESSLER, H., H. KEYSSLER u. R. PARHOFER: Vergleichende thermoelektrische Messungen von Organ-, Blut- und Gewebstemperaturen in Hypothermie durch Oberflächen- und Blutstromkühlung. Langenbecks Arch. **293**, 111 (1959).

[*207*] KETY, S. S., and C. F. SCHMIDT: The effects of active and passive hyperventilation on cerebral blood flow, cerebral oxygen consumption, cardiac output and blood pressure of normal young men. J. clin. Invest. **25**, 107 (1946).

[208] KETY, S. S., and C. F. SCHMIDT: The effects of altered arterial tensions of carbon dioxide and oxygen on cerebral blood flow and cerebral oxygen consumption of normal young men. J. clin. Invest. 27, 484 (1948).

[209] KEUL, J., E. DOLL, H. STEIN, U. FLEER u. H. REINDELL: Über den Stoffwechsel des menschlichen Herzens. III. Der oxydative Stoffwechsel des menschlichen Herzens unter verschiedenen Arbeitsbedingungen. Pflügers Arch. 282, 43 (1965).

[210] — — —, H. HOMBURGER, H. KERN u. H. REINDELL: Über den Stoffwechsel des menschlichen Herzens. I. Die Substratversorgung des gesunden menschlichen Herzens in Ruhe, während und nach körperlicher Arbeit. Pflügers Arch. 282, 1 (1965).

[211] —, H. KRAUSS, W. OVERBECK, E. DOLL u. U. FLEER: Über den Stoffwechsel des schlagenden, keine Druck- und Volumenarbeit leistenden menschlichen Herzens. Klin. Wschr. 42, 890 (1964).

[212] KINMONTH, J. B.: Acid-base equilibrium in perfusion and hypothermia. In Hypothermie profonde en chirurgie cardiaque et extracardiaque. Symposium international. Paris: Unesco 1961. S. 181.

[213] KIRKLIN, J. W., D. E. DONALD, H. G. HARSHBARGER, P. S. HETZEL, R. T. PATRICK, H. J. C. SWAN, and E. H. WOOD: Studies in extracorporeal circulation. I. Applicability of Gibbon-type pump oxygenator to human intracardiac surgery. 40 cases. Ann. Surg. 144, 2 (1956).

[214] —, R. T. PATRICK u. R. A. THEYE: Theory and practice in the use of a pump oxygenator for open intracardiac surgery. Thorax 12, 93 (1957).

[215] KLARWEIN, M., W. LAMPRECHT u. E. LOHMANN: Der Stoffwechsel des Herzens bei experimentellem Kammerflimmern. Hoppe-Seyler's Zschr. 328, 41 (1962).

[216] KLATZO, I., A. PIRAUX, and E. J. LASKOWSKI: The relationship between edema, blood-brain barrier and tissue elements in a local brain injury. J. Neuropath. exp. Neurol. 17, 548 (1958.)

[217] KLEIN, J. R., and N. S. OLSEN: Distribution of intravenously injected glutamate, lactate, pyruvate and succinate between blood and brain. J. Biol. Chem. 167, 1 (1947).

[218] KNUTTGEN, H. W.: Oxygen debt, lactate, pyruvate, and excess lactate after muscular work. J. appl. Physiol. 17, 639 (1962).

[219] KOLFF, W. J., D. B. EFFLER, L. K. GROVES, G. PEEREBOOM, P. P. MORACA, S. AOYAMA, and F. M. SONES: Elective cardiac arrest by the Melrose technic: Potassium asystole for experimental cardiac surgery. Cleveland Clin. Quart. 23, 98 (1956).

[220] KRASNOW, N., W. A. NEILL, J. V. MESSER, and R. GORLIN: Myocardial lactate and pyruvate metabolism. J. clin. Invest. 41, 2075 (1962).

[221] KRÖLL, J.: Studies on the effect of low molecular weight dextran upon the clotting process in vitro. Scand. J. clin. Lab. Invest. 17, 51 (1965).

[222] —, and R. DYBAKER: In vitro precipitations in plasma by low molecular weight dextran. Scand. J. clin. Lab. Invest. 16, 31 (1964).

[223] KÜBLER, W.: Die Geschwindigkeit der anaeroben Glykolyse des Herzens in Abhängigkeit von Milchsäurekonzentration, ATP-Gehalt und Temperatur. Verh. dtsch. Ges. Kreisl.-Forsch. 30, 211 (1964).

[224] KUHN, E., K. SCHREIER, W. WÖRNER, K. SPOHN, E. KOLB, J. HEINZEL u. R. KRATZERT: Stoffwechseluntersuchungen bei tiefer Hypothermie unter 20° und langdauerndem artefiziellem Kreislaufstillstand. Klin. Wschr. 37, 651 (1959).

[225] LAM, C. R., T. GAHAGAN, C. SERGEANT, and E. GREEN: Clinical experiences with induced cardiac arrest during intracardiac surgical procedures. Ann. Surg. 146, 439 (1957).

[226] —, T. GEOGHEGAN u. A. LEPORE: Induced cardiac arrest for intracardiac surgical procedures. J. thorac. Surg. 30, 620 (1955).

[227] LAMB, A.: Ocular changes occurring during cardiac surgery under profound hypothermia and occlusion. Brit. J. Ophthal. 45, 490 (1961).

[228] LAMPRECHT, W.: Stoffwechsel, Energetik und regulatorische Mechanismen der Herzmuskelzelle. Verh. dtsch. Ges. Kreisl.-Forsch. 27, 3 (1961).

[229] — Stoffwechsel des kammerflimmernden Herzens. In Herzinsuffizienz, Hämodynamik und Stoffwechsel. Stuttgart: Thieme 1964, S. 241.

[230] —, u. TH. HOCKERTS: Die Energieverhältnisse des suffizienten und insuffizienten Herzens. In Struktur und Stoffwechsel des Herzmuskels. Stuttgart: Thieme 1959. S. 75.

[231] —, u. M. KLARWEIN: Biochemie des Herzstoffwechsels. Naturwiss. Rdsch. 15, 373 (1962).

[232] —, G. MICHAL u. S. NÄGLE: Der Stoffwechsel des hypoxischen und anoxischen Herzmuskels. Klin. Wschr. 39, 358 (1961).

[233] LANGE, K., D. WEINER, and M. A. A. GOLD: Studies on the mechanism of cardiac injury in experimental hypothermia. Ann. Int. Med. 31, 989 (1949).

[234] LASER, H.: Tissue metabolism under the influence of carbon monoxide. Biochem. J. 31, 1677 (1937).

[235] LASSEN, N. A.: Cerebral blood flow and oxygen consumption in man. Physiol. Rev. 39, 183 (1959).

[236] —, and O. MUNCK: The cerebral blood flow in man determined by the use of radioactive Krypton. Acta physiol. scand. 33, 30 (1955).

[237] LESAGE, A. M., J. FREESE, W. G. YOUNG JR., and W. C. SEALY: A study of the effects of complete circulatory arrest on the profoundly hypothermic dog. Surg. Forum 11, 188 (1960).

[238] LIM, R. A., K. REHDER, R. A. HAYS, B. DAWSON, and J. W. KIRKLIN: Circulatory arrest during profound hypothermia induced by direct blood stream cooling: An experimental study. Surgery 49, 367 (1961).

[239] LITWIN, M. S., F. G. PANICO, C. RUBINI, D. E. HARKEN, and F. D. MOORE: Acidosis and lactacidemia in extracorporeal circulation. The significance of perfusion flow rate and the relation to preperfusion respiratory alkalosis. Ann. Surg. 149, 188 (1959).

[240] LOCHNER, W.: Zum Stoffwechsel des stillgestellten Herzens. Thoraxchir. 11, 200 (1963).

[241] —, u. M. NASSERI: Über den venösen Sauerstoffdruck, die Einstellung der Coronardurchblutung und den Kohlehydratstoffwechsel des Herzens bei Muskelarbeit. Pflüg. Arch. 269, 407 (1959).

[242] LOESCHKE, G., u. H. H. LOESCHKE: Über den Milchsäureaustausch zwischen arteriellem Blut und Gehirngewebe und seine Veränderungen im Sauerstoffmangel. Pflügers Arch. 249, 521 (1948).

[243] LÖFSTRÖM, B.: Intravascular aggregation and oxygen consumption. Aggregation of red blood cells produced by high molecular dextran or by hypothermia. Acta anaesth. scand. 3, 41 (1959).

[244] — Induced hypothermia and intravascular aggregation. Acta anaesth. scand. Suppl. 3, 1959.

[245] Löhr, B., H. Meessen u. R. Poche: Elektronenmikroskopische Untersuchungen des Herzmuskels vom Hund bei experimentellem Herzstillstand durch Kaliumcitrat und Anoxie. Arch. Kreisl.-Forsch. **33**, 108 (1960).

[246] Long, D. M. jr.: Pharmacology of low molecular weight dextran and its effect on clotting and crossmatching. In Conference on evaluation of low molecular weight dextran in shock. Nat. Acad. Sciences, Nat. Research Council. Washington, D.C., 1963. S. 26.

[247] —, M. W. Myer, E. B. Brown jr., and C. W. Lillehei: Myocardial necrosis and electrocardiographic changes related to microcirculatory abnormalities. Amer. J. Cardiol. **10**, 695 (1962).

[248] —, L. Sanchez, R. L. Varco, and C. W. Lillehei: The use of low molecular weight dextran and serum albumin as plasma expanders in extracorporeal circulation. Surgery **50**, 12 (1961).

[249] Lourie, H., T. G. Holmes, W. Weinstein, H. G. Schwartz, and J. L. O'Leary: Observations on selective brain cooling in dogs. Arch. Neurol. **3**, 163 (1960).

[250] —, W. J. Weinstein, and J. L. O'Leary: The effect of hypothermia upon vital staining of the brain. J. nerv. ment. Dis. **130**, 1 (1960).

[251] Lund, I., K. Johansen, J. Krog, and S. Birkeland: The change in vascular resistance of the dog's brain on perfusion with cold blood and the modifying effect of CO_2 and trimetaphancamphorsulfonate (arfonad). Acta anaesth. scand. **2**, 149 (1958).

[252] Lundsgaard-Hansen, P.: Der Sauerstoffmangel des Körpers beim Kreislaufstillstand in tiefer Hypothermie. Langenbecks Arch. **308**, 895 (1964).

[253] — Die regionale Verteilung des Sauerstoffmangels im experimentellen hämorrhagischen Schock. Langenbecks Arch. **311**, 64 (1965).

[254] —, R. Richterich, A. Senn u. B. Tschirren. Anaerober Stoffwechsel und Säure-Basenhaushalt bei extrakorporaler Perfusion und tiefer Hypothermie. Langenbecks Arch. **304**, 725 (1963).

[255] — — — — Sauerstoffmangel und metabolische Acidose bei extracorporeller Perfusion und tiefer Hypothermie. Schweiz. med. Wschr. **93**, 629 (1963).

[256] Lynch, H. F., and E. F. Adolph: Blood flow in small blood vessels during deep hypothermia. J. appl. Physiol. **11**, 192 (1957).

[257] Lynn, R. B., D. G. Melrose, H. C. Churchill-Davidson, and I. K. R. McMillan. Hypothermia: Further observations on surface cooling. Ann. roy. Coll. Surg. Engl. **14**, 267 (1954).

[258] Mangold, R., L. Sokoloff, E. Conner, J. Kleinermann, P. G. Therman, and S. S. Kety: The effects of sleep and lack of sleep on the cerebral circulation and metabolism of normal young men. J. clin. Invest. **34**, 1092 (1955).

[259] McGinty, D. A.: The regulation of respiration. XXV. Variations in the lactic acid metabolism in the intact brain. Amer. J. Physiol. **88**, 312 (1929).

[260] McGoon, D. C., E. A. Moffitt, R. A. Theye, and J. W. Kirklin: Physiologic studies during high flow normothermic, whole body perfusion. J. thorac. Surg. **39**, 275 (1960).

[261] McKeever, W. P., D. E. Gregg, and P. C. Canney: Oxygen uptake of the non-working left ventricle. Circ. Res. **6**, 612 (1958).

[262] Meessen, H.: Strukturelle Veränderungen nach Herzstillstand und Herzstillegung. Verh. dtsch. Ges. Kreisl.-Forsch. **30**, 34 (1964).

[263] MELROSE, D. G., B. DREYER, H. H. BENTALL, and J. B. E. BAKER: Elective cardiac arrest: Preliminary communication. Lancet 1955/II, 21.

[264] MENDELSOHN, D. JR., T. N. MACKRELL, D. W. MACDONALD, C. NOGUEIRA, L. R. HEAD, and E. B. KAY: Management of the patient during open-heart surgery. Surgery 45, 949 (1959).

[265] — —, M. A. MACLACHLAN, F. S. CROSS, and E. B. KAY: Experiences using the pump oxygenator for open cardiac surgery in man. Anesthesiology 18, 223 (1957).

[266] MERGUET, H., W. ISSELHARD, B. LÖHR u. F. ABU-NAAJ: Stoffwechselveränderungen im menschlichen Herzen bei künstlichem Herzstillstand. Thoraxchirurgie 11, 351 (1964).

[267] MICHAUD, P., M. PONT, E. SAUBIER et H. TERMET: Le problème de la protection cérébrale contre l'anoxie par l'hypothermie profonde dans la chirurgie à coeur ouvert sous circulation extra-corporelle avec arrêt circulatoire. Lyon chir. 58, 380 (1962).

[268] MILLER, B. J., J. H. GIBBON JR., and C. FINEBERG: An improved mechanical heart and lung apparatus: Its use during open cardiotomy in experimental animals. Med. Clin. N. Amer. 37, 1603 (1953).

[269] MILLER, D. R., M. A. S. HALLABA, and A. T. STEEGMANN: Effect of profound hypothermia with circulatory arrest in dogs. Special reference to changes in cerebrovascular permeability. Ann. Surg. 161, 272 (1965).

[270] MINTON, P. R., P. M. ZOLL, and L. R. NORMAN: Levels of phosphate compounds in experimental cardiac hypertrophy. Circulat. Res. 8, 924 (1960).

[271] MOORE, D., and W. F. BERNHARD: Efficacy of 2-amino-2-hydroxymethyl-1,3-propanediol (tris buffer) in management of metabolic lacticacidosis accompanying prolonged hypothermic perfusion. Surgery 52, 905 (1962).

[272] MÜLLER, E. R.: Über die aerobe und anaerobe Stoffwechselkapazität des isolierten Warmblüterherzens. Pflügers Arch. 276, 42 (1962).

[273] NAGANO, M., u. H. HOCHREIN: Enzymatische Störungen im Myokard bei Belastung und Insuffizienz des Herzens. Klin. Wschr. 41, 792 (1963).

[274] NÄGLE, S., TH. HOCKERTS u. G. BÖGELMANN: Untersuchungen zum Stoffwechsel des Herzmuskels bei Ischämie. Klin. Wschr. 41, 1020 (1963).

[275] NESBAKKEN, R.: Det biokjemiske grunnlag for den kliniske bruk af hypothermi. Nord. Med. 72, 1279 (1964).

[276] — Warum schützt künstliche Hypothermie gegen Anoxie? In Wärme und Kälte in der Medizin. Documenta Geigy 1965.

[277] NEVILLE, W. E., S. KAMEYA, M. OZ, B. BLOOR, and G. H. A. CLOWES JR.: Profound hypothermia and complete circulation interruption. Arch. Surg. 82, 108 (1961).

[278] NILSSON, I. M., and O. EIKEN: Further studies on the effect of dextran of various molecular weight on the coagulation mechanism. Thrombos. Diathes. haemorrh. (Stuttg.) 11, 38 (1964).

[279] NIMS, L. F., E. L. GIBBS, and W. G. LENNOX: Arterial and venous blood changes produced by altering arterial carbon dioxide. J. Biol. Chem. 145, 189 (1942).

[280] NOELL, W., u. M. SCHNEIDER: Über die Durchblutung und die Sauerstoffversorgung des Gehirns im akuten Sauerstoffmangel. III. Die arteriovenöse Sauerstoff- und Kohlensäuredifferenz. Pflügers Arch. 246, 207 (1942).

[281] — — Quantitative Angaben über Durchblutung und Sauerstoffversorgung des Gehirns. Pflügers Arch. 250, 35 (1948).

[282] OLSON, R. E.: "Excess lactate" and anaerobiosis. (Editorial.) Ann. intern. Med. **59**, 960 (1963).

[283] OPITZ, E.: Energieumsatz des Gehirns in situ unter aeroben und anaeroben Bedingungen. In Die Chemie und der Stoffwechsel des Nervengewebes. 3. Colloquium der Gesellschaft für Physiologische Chemie. Berlin-Göttingen-Heidelberg: Springer 1952.

[284] — u. M. SCHNEIDER: Über die Sauerstoffversorgung des Gehirns und den Mechanismus von Mangelwirkungen. Erg. Physiol. **46**, 126 (1950).

[285] — u. G. THEWS: Einfluß von Frequenz und Faserdicke auf die Sauerstoffversorgung des menschlichen Herzmuskels. Arch. Kreisl.-Forsch. **18**, 137 (1952).

[286] OSBORN, J. J.: Experimental hypothermia: Respiratory and blood pH changes in relation to cardiac function. Amer. J. Physiol. **175**, 389 (1953).

[287] —, F. GERBODE, J. B. JOHNSTON, J. K. ROSS, T. OGATA, and W. J. KERTH: Blood chemical changes in perfusion hypothermia for cardiac surgery. J. thorac. Surg. **42**, 462 (1961).

[288] OVERBECK, W., G. RICHTER, K. WIEMERS, E. G. KANIAK, G. FEIFEL, C. H. SCHWEIKERT u. K. SICKINGER: Tierexperimentelle Untersuchungen zur Kombination des extrakorporalen Kreislaufs mit tiefer Hypothermie. Langenbecks Arch. klin. Chir. **297**, 378 (1961).

[289] OWLES, W. H.: Alterations in the lactic acid content of the blood as a result of light exercise, and associated changes in the carbon dioxide — combining power of the blood and in the alveolar carbon dioxide pressure. J. Physiol. **69**, 214 (1930).

[290] PANETH, M., R. SELLERS, V. L. GOTT, W. L. WEIRICH, P. ALLEN, R. C. READ, and C. W. LILLEHEI: Physiologic studies upon prolonged cardiopulmonary bypass with the pump oxygenator with particular reference to 1) acid base balance, 2) siphon caval drainage. J. thorac. Surg. **34**, 570 (1957).

[291] PEIRCE. E. C. II., and V. B. POLLY: Differential hypothermia for intracardiac surgery: preliminary report of pump-oxygenator incorporating a heat exchanger. Arch. Surg. **67**, 521 (1953).

[292] PENROD, K. E.: Cardiac oxygenation during severe hypothermia in the dog. Amer. J. Physiol. **164**, 79 (1951).

[293] PERNOW, B., and J. WAHREN: Lactate and pyruvate formation and oxygen utilization in the human forearm during work of high intensity and varying duration. Acta physiol. scand. **56**, 267 (1962).

[294] PETERS, J. P., and D. D. VAN SLYKE: Quantitative clinical chemistry. Interpretations. Vol. I. Baltimore: Williams & Wilkins 1946.

[295] PETERSON, R. D., D. GAUDIN, R. M. BOCEK, and C. H. BEATTY: Alpha-glycerophosphate metabolism in muscle under aerobic and hypoxic conditions. Amer. J. Physiol. **206**, 599 (1964).

[296] PIERCE, E. C. JR., C. J. LAMBERTSEN, S. DEUTSCH, P. E. CHASE, H. W. LINDE, R. D. DRIPPS, and H. L. PRICE: Cerebral circulation and metabolism during thiopental anesthesia and hyperventilation in man. J. clin. Invest. **41**, 1664 (1962).

[297] PIOT, C., G. COLOMB, F. LHERMITE et J. MATHEY: Comportement cérébral au cours de l'hypothermie profonde. In Hypothermie profonde en chirurgie cardiaque et extracardiaque. Symposium international. Paris: Unesco 1961. S. 271.

[*298*] POCHE, R., u. H. G. OHM: Lichtmikroskopische, histochemische und elektronenmikroskopische Untersuchungen des Herzmuskels vom Menschen nach induziertem Herzstillstand. Arch. Kreisl.-Forsch. **41**, 86 (1963).

[*299*] PONTIUS, R. G., E. WATKINS, B. S. MANHEIM, R. G. ALLEN, L. R. SAUVAGE, and R. E. GROSS: Studies of acid-base derangements during total cardiac bypass. Surg. Forum **8**, 393 (1958).

[*300*] POPOVIĆ, V.: Lethargic hypothermia in hibernators and non-hibernators. Ann. N.Y. Acad. Sci. **80**, 320 (1959).

[*301*] RAISON, J. C. A.: A clinical report of the use of low-molecular-weight dextran in a rotating oxygenator. Thorax **17**, 338 (1962).

[*302*] REFSUM, H. E.: Relationship between state of consciousness and arterial hypoxemia and hypercapnia in patients with pulmonary insufficiency, breathing air. Clin. Sci. **25**, 361 (1963).

[*303*] — Arterial hypoxemia, serum activities of GO-T, GP-T and LDH, and centrilobular liver cell necrosis in pulmonary insufficiency. Clin. Sci. **25**, 369 (1963).

[*304*] — Severe arterial hypoxemia and liver-cell necrosis in patients with pulmonary insufficiency. Acta med. scand. **176**, 473 (1964).

[*305*] REGAN, T. J., P. H. LEHAN, D. H. HENNEMAN, A. BEHAR, and H. K. HELLEMS: Myocardial metabolic and contractile response to glucagon and epinephrine. J. Lab. clin. Med. **63**, 638 (1964).

[*306*] RHEINLANDER, H. F., and H. W. WALLACE: The effects of coronary artery perfusion on myocardial metabolism during hypothermic cardiac arrest. Surgery **52**, 47 (1962).

[*307*] RICHTERICH, R.: Klinische Chemie, Theorie und Praxis. Basel-New York: Karger 1965.

[*308*] RODBARD, S., C. B. WILLIAMS, D. RODBARD, and E. BERGLUND: Myocardial tension and oxygen uptake. Circulat. Res. **14**, 139 (1964).

[*309*] ROSENTHAL, T. B.: The effect of temperature on the pH of blood and plasma in vitro. J. biol. Chem. **173**, 25 (1948).

[*310*] ROSOMOFF, H. L.: Protective effects of hypothermia against pathological processes of the nervous system. Ann. N.Y. Acad. Sci. **80**, 475 (1959).

[*311*] —, and D. A. HOLADAY: Cerebral blood flow and cerebral oxygen consumption during hypothermia. Amer. J. Physiol. **179**, 85 (1954).

[*312*] ROSS, D. N.: Hypothermia. Part II. Physiological observations during hypothermia. Guy's Hosp. Rep. **103**, 116 (1954).

[*313*] ROWE, G. G., G. M. MAXWELL, C. A. CASTILLO, D. J. FREEMAN, and C. W. CRUMPTON: A study in man of cerebral blood flow and cerebral glucose, lactate and pyruvate metabolism before and after eating. J. clin. Invest. **38**, 12 (1959).

[*314*] RUSH, B. F., R. J. WILDER, R. FISHBEIN u. M. A. RAVITCH. Effects of total circulatory standstill in profound hypothermia. Surgery **50**, 40 (1961).

[*315*] SARAJAS, H. S. S.: Heart damage in dogs subjected to hypothermia, with or without complicating cardiac operations. Ann. Acad. Sci. fenn., A 86 (1961).

[*316*] SARNOFF, S. J., and E. BERGLUND: Ventricular function; Starling's law of the heart studied by means of right and left ventricular function curves in the dog. Circulation **9**, 706 (1954).

[*317*] —, J. P. GILMORE, N. S. SHINNER JR., A. G. WALLACE, and J. H. MITCHELL: Relation between coronary blood flow and myocardial oxygen consumption. Circulat. Res. **13**, 514 (1963).

[*318*] SCHEINBERG, P., B. BOURNE, and O. M. REINMUTH: Human cerebral lactate and pyruvate extraction. I. Control subjects. Arch. Neurol. 12, 246 (1965).

[*319*] SCHLOSSER, V.: Untersuchungen zur Wiederbelebungszeit des Herzens bei Normothermie und Hypothermie. Langenbecks Arch. 308, 890 (1964).

[*320*] —, and H. J. STREICHER: Studies of the length of time the heart will tolerate ischemia in normo- and hypothermia. J. thorac. Surg. 48, 430 (1964).

[*321*] SCHMIDT, C. F., u. S. S. KETY: Recent studies of cerebral blood flow and cerebral metabolism in man. Trans. Ass. Amer. Phycns 60, 52 (1947).

[*322*] SCHNEIDER, M.: Über die Wiederbelebung nach Kreislaufunterbrechung. Thoraxchirurgie 6, 95 (1958).

[*323*] — Die Wiederbelebungszeit verschiedener Organe nach Ischämie. Langenbecks Arch. 308, 252 (1964).

[*324*] SCHOEDEL, W., u. W. LOCHNER: Physiologie und Pathophysiologie der Sauerstoffversorgung des Herzens. In Struktur und Stoffwechsel des Herzmuskels. Stuttgart: Thieme 1959. S. 63.

[*325*] SCHÖNBACH, G., D. T. VEELKEN, R. VOSS, W. THORBAN, W. BECKER u. A. BIKFALVI: Hämodynamische Veränderungen bei kombinierter Anwendung von Herz-Lungen-Maschine und Hypothermie. Thoraxchirurgie 8, 293 (1960/61).

[*326*] SCHWARTZ, S. I., J. A. DeWEESE, F. N. NIGUADULA, P. V. GABEL, and E. B. MAHONEY: Tissue oxygen tensions at various flow rates of extracorporeal circulation. Surg. Forum 9, 151 (1959).

[*327*] SCHWEIKERT, C. H., u. K. SICKINGER: Pathologisch-histologische Befunde am Hund nach Anwendung eines extrakorporalen Kreislaufes in Verbindung mit tiefer Hypothermie und temporärem Kreislaufstillstand. Thoraxchirurgie 8, 371 (1960).

[*328*] SEALY, W. C., W. G. YOUNG JR., A. M. LESAGE, and I. W. BROWN JR.: Observations on heart action during hypothermia induced and controlled by a pump oxygenator. Ann. Surg. 153, 797 (1961).

[*329*] SENNING, A.: Ventricular fibrillation during extracorporeal circulation. Acta chir. scand. Suppl. 171, 1 (1952).

[*330*] — Extracorporeal circulation with hypothermia. Acta chir. scand. 107, 516 (1954).

[*331*] — Ventricular fibrillation during hypothermia, used as a method to facilitate intracardiac operations. Acta chir. scand. 109, 303 (1955).

[*332*] SEVERINGHAUS, J. W.: Respiration and hypothermia. Ann. N. Y. Acad. Sci. 80, 384 (1959).

[*333*] SHEA, T. M., R. M. WATSON, S. F. PIOTROWSKI, G. DERMKSIAN, and R. B. Case. Anaerobic myocardial metabolism. Amer. J. Physiol. 203, 463 (1962).

[*334*] SHIELDS, T. W., and F. J. LEWIS: Rapid cooling and surgery at temperatures below 20° C. Surgery 46, 164 (1959).

[*335*] SHUMWAY, N. E., and R. R. LOWER: Topical cardiac hypothermia for extended periods of anoxic arrest. Surg. Forum 10, 563 (1959).

[*336*] SIGGAARD-ANDERSEN, O.: A graphic representation of changes of the acid-base status. Scand. J. clin. Lab. Invest. 12, 311 (1960).

[*337*] — The pH, log pCO_2 blood acid-base nomogram revised. Scand. J. clin. Lab. Invest. 14, 598 (1962).

[338] Siggaard-Andersen, O.: Blood acid-base alignment nomogram. cales for pH, pCO_2, base excess of whole blood of different hemoglobin concentrations, plasma bicarbonate, and plasma total-CO_2. Scand. J. clin. Lab. Invest. 15, 211 (1963).

[339] — The acid-base status of the blood. Copenhagen: Munksgaard 1963. (Scand. J. clin. Lab. Invest. 15, suppl. 70, 1963.)

[340] — u. W. Egsbaek: Hypotermiens indvirkning paa syre-base status hos hibernerende flagermus. Ugeskr. Laeger 124, 929 (1962).

[341] —, and K. Engel: A new acid-base nomogram. An improved method for the calculation of the relevant blood acid-base data. Scand. J. clin. Lab. Invest. 12, 177 (1960).

[342] — —, K. Jörgensen, and P. Astrup: A micro method for determination of pH, carbon dioxide tension, base excess and standard bicarbonate in capillary blood. Scand. J. clin. Lab. Invest. 12, 172 (1960).

[343] —, K. Jörgensen. and N. Naeraa: Spectrophotometric determination of oxygen saturation in capillary blood. Scand. J. clin. Lab. Invest. 14, 298 (1962).

[344] Sokoloff, L.: The action of drugs on the cerebral circulation. Pharmacol. Rev. 11, 1 (1959).

[345] —, R. Mangold, R. L. Wechsler, C. Kennedy, and S. S. Kety: The effect of mental arithmetic on cerebral circulation and metabolism. J. clin. Invest. 34, 1101 (1955).

[346] Speicher, C. E., L. Ferrigan, S. K. Wolfson Jr., E. H. Yalav, and A. J. Rawson: Cold injury of myocardium and pericardium in cardiac hypothermia. Surg. Gynec. Obstet. 114, 659 (1962).

[347] Spohn, K., E. Kolb, J. Heinzel u. R. Kratzert: Experimentelle Untersuchungen und erste klinische Erfahrungen bei Anwendung tiefer künstlicher Hypothermie. Thoraxchirurgie 8, 228 (1960/61).

[348] Starr, A.: Oxygen consumption during cardiopulmonary bypass. J. thorac. Surg. 38, 46 (1959).

[349] Stoney, R. J., L. C. C. Zanger, and B. B. Roe: Myocardial metabolism and function before and after induced ventricular fibrillation. Surgery 52, 37 (1962).

[350] Strughold, H.: Hypoxydose. Klin. Wschr. 23, 221 (1944).

[351] Swan, H.: The circulation during rewarming. In The physiology of induced hypothermia. Ed. R. D. Dripps. Nat. Acad. Sci. Washington, D. C., Publ. 451, p. 161.

[352] — Discussion of Osborn, J. J.: J. thorac. Surg. 42, 474 (1961).

[353] Thauer, R., u. W. Brendel: Hypothermie. Progr. Surg., vol. 2, 73—271. Basel-New York: Karger 1962.

[354] Thorn, W.: Metabolitkonzentrationen im Herzmuskel unter normalen, hypoxischen und anoxischen Bedingungen. Verh. dtsch. Ges. Kreisl.-Forsch. 27, 76 (1961).

[355] —, W. Isselhard u. B. Müldener: Glykogen-, Glucose- und Milchsäuregehalt in Warmblüterorganen bei unterschiedlicher Versuchsanordnung und anoxischer Belastung mit Hilfe optischer Fermentteste ermittelt. Biochem. Zschr. 331, 545 (1959).

[356] —, G. Pfleiderer, R. A. Frowein u. J. Ross: Stoffwechselvorgänge im Gehirn bei akuter Anoxie, akuter Ischämie und in der Erholung. Pflügers Arch. 261, 334 (1955).

[357] THORN, W., H. SCHOLL, P. PFLEIDERER u. B. MÜLDENER: Stoffwechselvorgänge im Gehirn bei normaler und herabgesetzter Körpertemperatur unter ischämischer und anoxischer Belastung. J. Neurochem. 2, 150 (1958).

[358] TOBIN, R. B.: In vivo influences of hydrogen ions on lactate and pyruvate of blood. Amer. J. Physiol. 207, 601 (1964).

[359] TREDE, M., A. V. FOOTE, and J. V. MALONEY JR.: Pathophysiologic aspects of profound hypothermia with extracorporeal circulation. Ann. Surg. 154, 210 (1961).

[360] TYBJERG HANSEN, A., B. F. HAXHOLDT, E. HUSFELDT, N. A. LASSEN, O. MUNCK, H. R. SÖRENSEN, and K. WINKLER: Measurement of coronary blood flow and cardiac efficiency in hypothermia by the use of radioactive krypton 85. Scand. J. clin. Lab. Invest. 8, 182 (1956).

[361] ULMER, W., B. LÖHR u. B. KATSAROS: Über das Verhalten des Gasstoffwechsels bei pharmakologisch unterstützter Hypothermie. Verh. dtsch. Ges. Kreisl.-Forsch. 23, 154 (1957).

[362] URSCHEL, H. C. JR., and J. J. GREENBERG: Differential hypothermic cardioplegia. Surg. Forum 10, 506 (1959).

[363] — —, and E. J. ROTH: Rapid hypothermia: An improved extracorporeal method. J. thorac. Surg. 39, 318 (1960).

[364] VAN DE WOESTIJNE, K. P., T. STAMS, J. TRÉMOUROUX, J. STALPAERT, J. VAN DE WALLE, et J. V. JOOSSENS: Contribution à l'étude de la consommation d'oxygène et de l'équilibre acido-basique au cours de l'arrêt circulatoire. In Hypothermie profonde en chirurgie cardiaque et extracardiaque. Symposium international. Paris: Unesco 1961. S. 219.

[365] — — — — — — Changes in oxygen saturation and acid-base equilibrium during ventilatory standstill in dogs: An approach to the study of circulatory arrest. Surgery 53, 332 (1963).

[366] VERAGUT, U. P., and L. L. SMITH: Circulatory changes during prolonged respiratory acidosis in normal and hemorrhaged dogs. Surg. Gynec. Obstet. 119, 513 (1964).

[367] VIRTUE, R. W.: Hypothermic anesthesia. Springfield, Ill.: Ch. C. Thomas 1955.

[368] WADDELL, W. G., H. B. FAIRLEY, and W. G. BIGELOW: Improved management of clinical hypothermia based upon related biochemical studies. Ann. Surg. 146, 542 (1957).

[369] WASSERMAN, A. J., and J. L. PATTERSON JR.: The cerebral vascular response to reduction in arterial carbon dioxide tension. J. clin. Invest. 40, 1297 (1961).

[370] WECHSLER, R. L., R. D. DRIPPS, and S. S. KETY: Blood flow and oxygen consumption of the human brain during anesthesia produced by thiopental. Anesthesiology 12, 308 (1951).

[371] WEIDNER, M. G. JR., M. ALBRECHT, and G. H. A. CLOWES JR.: Relationship of myocardial function to survival after oligemic hypotension. Surgery 55, 73 (1964).

[372] WEIL-MALHERBE, H.: Der Energiestoffwechsel des Nervengewebes und sein Zusammenhang mit der Funktion. In Die Chemie und der Stoffwechsel des Nervengewebes. 3. Colloquium der Gesellschaft für Physiologische Chemie. Berlin-Göttingen-Heidelberg: Springer 1952.

[373] WEIRICH, W. L., R. W. JONES, and M. F. BURKE: The effect of elective cardiac arrest induced by potassium citrate and acetylcholine on ventricular function. Surg. Forum 10, 528 (1959).

[374] WENDT, V. E., T. B. STOCK, R. O. HAYDEN, T. A. BRUCE, S. GUDBJARNASON, and R. J. BING: The hemodynamics and cardiac metabolism in cardio-myopathies. Med. Clin. N. Amer. 46, 1445 (1962).

[375] WERZ, R. v.: Sauerstoffmangel als Ursache des Kältetodes. Naunyn-Schmie-debergs Arch. exp. Path. Pharmakol. 202, 561 (1943).

[376] WESOLOWSKI, S. A., J. F. HENNESSEY, R. CUBILES, and C. S. WELCH: Recovery of the dog's heart after varying periods of ischemia. Surg. Forum 3, 270 (1953).

[377] WHALEN, R. E., I. W. BROWN JR., W. W. SMITH, H. D. MCINTOSH, and G. MARGOLIS: Perfusion hypothermia studies in dogs. Arch. Surg. 86, 118 (1963).

[378] WILLMAN, V. L., T. COOPER, P. ZAFIRACOPOULOS u. C. R. HANLON: Measures to limit myocardial depression associated with elective cardiac arrest. Surg. Forum 10, 514 (1959).

[379] —, H. S. HOWARD, T. COOPER, and C. R. HANLON: Ventricular function after hypothermic cardiac arrest. Arch. Surg. 82, 120 (1961).

[380] —, E. C. NEVILLE u. C. R. HANLON: Cardiac metabolism under conditions associated with open-heart operations. I. Coronary sinus flow and myo-cardial oxygen consumption. Surg. Forum 8, 287 (1958).

[381] WILLSON, J. T., W. R. MILLER, and T. S. ELIOT: Blood studies in the hypo-thermic dog. Surgery 43, 979 (1958).

[382] WOLFSON, S. K. JR., E. YALAV, and S. EISENSTAT: Temperature differentials and metabolic acidosis in profound hypothermia. J. Amer. med. Ass. 183, 674 (1963).

[383] — — — An isothermic technique for profound hypothermia and its effect on metabolic acidosis. J. thorac. Surg. 45, 466 (1963).

[384] WOLLENBERGER, A.: Die Mitochondrien im hypertrophen und insuffizienten Herzen. In Herzinsuffizienz, Hämodynamik und Stoffwechsel. Stuttgart: Thieme 1964. S. 202.

[385] —, O. RISTAU u. G. SCHOFFA: Eine einfache Technik der extrem schnellen Abkühlung größerer Gewebsstücke. Pflügers Arch. 270, 399 (1960).

[386] WOODALL, B., D. H. REYNOLDS, S. MAHALEY, and A. P. SANDERS: The physio-logic and pathologic effects of localized cerebral hypothermia. Ann. Surg. 147, 673 (1958).

[387] WORTIS, J., K. M. BOWMAN, W. GOLDFARB, J. F. FAZEKAS, and H. E. HIM-WICH: Availability of lactic acid for brain oxidations. J. Neurophysiol. 4, 243 (1941).

[388] WRIGHT, M. P., and G. HIGGINS: Biochemical changes during circulatory arrest under deep hypothermia. Thorax 17, 334 (1962).

[389] WYNN, V.: Metabolic problems. In Hypothermia in surgical practice. By K. E. COOPER u. D. N. ROSS. London: Cassell 1960, p. 31.

[390] YEH, T. J., L. T. ELLISON, and R. G. ELLISON: Hemodynamic and metabolic responses of the whole body and individual organs to cardiopulmonary bypass with profound hypothermia. J. thorac. Surg. 42, 782 (1961).

[391] YOUNG, W. G. JR., W. C. SEALY, I. W. BROWN JR., W. W. SMITH, H. A. CALLAWAY JR., and J. S. HARRIS: Metabolic and physiologic observations on patients undergoing extracorporeal circulation in conjunction with hypothermia. Surgery 46, 175 (1959).

[392] ZINDLER, M.: Die Unterkühlungsanästhesie (künstliche Hypothermie). In Handb. der Thoraxchirurgie. Berlin-Göttingen-Heidelberg: Springer 1958. Bd. I, S. 666.

Herstellung: Konrad Triltsch, Graphischer Betrieb, Würzburg

Erschienene Bände:

---

1 **Resuscitation Controversial Aspects.** Chairman and Editor: Peter Safar. VI, 64 pages, 1963. DM 10,—

2 **Hypnosis in Anesthesiology.** Chairman and Editor: Jean Lassner. VIII/51 pages, 1964. DM 8,50

3 **Schock und Plasmaexpander.** Herausgegeben von K. Horatz und R. Frey. 60 Abb., VIII, 154 Seiten, 1964. DM 18,—

4 **Die intravenöse Kurznarkose mit dem neuen Phenoxyessigsäurederivat Propanidid** (Epontol®) (3-Methoxy-4-(N,N-diäthylcarbamoylmethoxy)-phenylessigsäure-n-propylester). Herausgegeben von K. Horatz, R. Frey und M. Zindler. 163 Abb., XII, 318 Seiten, 1965. DM 21,—

5 **Infusionsprobleme in der Chirurgie.** Unter dem Vorsitz von M. Allgöwer. Leiter und Herausgeber: U. F. Gruber. 14 Abb., IX, 108 Seiten, 1965. DM 7,20

6 **Parenterale Ernährung.** Herausgegeben von K. Lang, R. Frey und M. Halmágyi. 47 Abb., X, 156 Seiten, 1966. DM 1960

7 **Grundlagen und Ergebnisse der Venendruckmessung zur Prüfung des zirkulierenden Blutvolumens.** Von V. Feuerstein. 21 Abb. und 2 Tab., VIII, 37 Seiten, 1965. DM 9,60

9 **Die Neuroleptanalgesie.** Herausgegeben von W. F. Henschel. 80 Abb., XII, 207 Seiten, 1966. DM 36,—

10 **Auswirkungen der Atemmechanik auf den Kreislauf.** Von R. Schorer. 17 Abb., VIII, 58 Seiten, 1965. DM 14,—

In Vorbereitung:

---

8 **IIIrd World Congress of Anaesthesiology São Paulo 1964.** Editors: R Frey, R. R. Macintosh, J. E. Eckenhoff, Juan A. Nesi, Ph. R. Bromage, C. Gray, M. Digby Leigh, Lucien E. Morris.

11 **Der Elektrolytstoffwechsel von Hirngewebe und seine Beeinflussung durch Narkosemittel.** Ein Beitrag zum Problem der Narkosetheorien. Von W. Klaus

13 **Infusionstherapie.** Heraugegeben von K. Lang, R. Frey und M. Halmágyi

14 **Die Technik der Lokalanaesthesie.** Von H. Nolte

15 **Anaesthesie und Notfallmedizin.** Herausgegeben von K. Hutschenreuter

16 **Anaesthesiologische Probleme in der HNO-Heilkunde und Kieferchirurgie.** Herausgegeben von K. Horatz und H. Kreuscher

17 **Probleme der Intensivbehandlung.** Von K. Horatz und R. Frey